U0387904

滑雪损伤救援医生
必备技能

主　审　李国平（国家体育总局运动医学研究所）
　　　　安林彬（国家体育总局冬季运动管理中心）

主　编　潘海乐（哈尔滨医科大学附属第二医院）
　　　　马喜强（哈尔滨体育学院）

副主编　孙承斌（哈尔滨市第一医院）
　　　　康建鑫（哈尔滨体育学院）
　　　　崔英波（哈尔滨医科大学）
　　　　鞠超杰（哈尔滨市第五医院）
　　　　李　恒（大庆龙南医院）

人民卫生出版社
·北　京·

图书在版编目（CIP）数据

滑雪损伤救援医生必备技能 / 潘海乐，马喜强主编.
北京：人民卫生出版社，2024. 12. -- ISBN 978-7-117-37443-9

Ⅰ. R873

中国国家版本馆 CIP 数据核字第 20246SJ195 号

人卫智网	**www.ipmph.com**	医学教育、学术、考试、健康，购书智慧智能综合服务平台
人卫官网	**www.pmph.com**	人卫官方资讯发布平台

滑雪损伤救援医生必备技能
Huaxue Sunshang Jiuyuan Yisheng Bibei Jineng

主　　编：潘海乐　马喜强
出版发行：人民卫生出版社（中继线 010-59780011）
地　　址：北京市朝阳区潘家园南里 19 号
邮　　编：100021
E - mail：pmph @ pmph.com
购书热线：010-59787592　010-59787584　010-65264830
印　　刷：三河市宏达印刷有限公司
经　　销：新华书店
开　　本：710×1000　1/16　　印张：10
字　　数：185 千字
版　　次：2024 年 12 月第 1 版
印　　次：2024 年 12 月第 1 次印刷
标准书号：ISBN 978-7-117-37443-9
定　　价：86.00 元

打击盗版举报电话：**010-59787491**　**E-mail: WQ @ pmph.com**
质量问题联系电话：**010-59787234**　**E-mail: zhiliang @ pmph.com**
数字融合服务电话：**4001118166**　　**E-mail: zengzhi @ pmph.com**

编　委（按姓氏笔画排序）

马宪平（北大荒集团总医院）

马喜强（哈尔滨体育学院）

王　禹（佳木斯市中医医院）

王　亮（鹤岗鹤矿医院）

王　博（哈尔滨二四二医院）

王大贵（东北农业大学）

王彦龙（哈尔滨医科大学附属第二医院）

王晓峰（哈尔滨医科大学附属第二医院）

王家琦（北大荒集团总医院）

王德欣（中国人民解放军联勤保障部队第九六二医院）

由伟成（伊春市中心医院）

白　夜（中国人民解放军联勤保障部队第九六二医院）

曲健姬（哈尔滨医科大学附属第二医院）

吕　杰（哈尔滨医科大学附属第四医院）

刘庆佳（佳木斯市中心医院）

刘昕明（哈尔滨启滑体育文化发展有限公司）

刘春辉（杜尔伯特蒙古族自治县中医医院）

齐宝昶（哈尔滨医科大学附属第二医院）

闫　超（哈尔滨市第五医院）

安　雪（黑龙江冰雪体育职业学院）

孙文才（齐齐哈尔医学院附属第三医院）

孙汝君（哈尔滨医科大学附属第二医院）

孙承斌（哈尔滨市第一医院）

孙晓蕾（哈尔滨市第五医院）

李　恒（大庆龙南医院）

李　超（哈尔滨医科大学附属第二医院）

李　璐（哈尔滨医科大学附属第二医院）

李佳铭（哈尔滨市第五医院）

李琳达（哈尔滨启滑体育文化发展有限公司）

杨　杨（双鸭山双矿医院）

主编简介

潘海乐，哈尔滨医科大学附属第二医院关节外科主任，主任医师，教授。

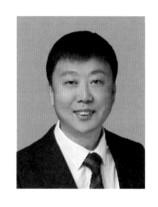

通晓英、日、韩三国语言，国内著名运动医学专家，黑龙江省第一批运动医学专业博士研究生导师、中国首个医疗系统滑雪损伤救援医生学术组织创建者、中国第一代（第二批）滑雪损伤救援医生。具有深厚扎实的运动医学理论基础及丰富的临床经验，2004年开始学习关节镜，先后于日本京都大学医学部附属病院（2006—2009）、韩国三星医疗中心（2013）、美国约翰·霍普金斯大学医学院（2016）深造关节镜技术。每年关节镜手术量千余例，是黑龙江省肩、髋、踝关节镜的开拓者，最早开展肩、肘、腕、髋、膝、踝关节镜手术的运动医学专家，培训学习关节镜技术的医生遍布黑龙江各地。

所发表文章 *Operative treatment of hip impingement caused by hypertrophy of the anterior inferior iliac spine*［J Bone Joint Surg Br. 2008, 90(5): 677-679］为世界第一篇关于髂前下棘撞击综合征治疗的报道；另一篇文章 *Introduction of an easy-to-operate arthroscopic test in detecting and treatment of meniscal instability*："suction drift" test［Am J Transl Res., 2023, 15(9): 5594-5601］为世界首篇提出并命名关于镜下判断退变性膝关节疾病半月板不稳征象（吸 - 移征）的文章；主编黑龙江首部运动医学专著《膝关节镜基础》（人民卫生出版社，2011），中国首部运动医学专家撰写的踝关节镜专著《踝关节镜基础》（人民卫生出版社，2023），主译国内首部股髋撞击综合征诊治专著《股髋撞击综合征的诊断与治疗》（辽宁科学技术出版社，2020）。

曾任中华医学会运动医疗分会第四届上肢学组副组长，现为黑龙江省医学会运动医疗分会主任委员，黑龙江省康复医学会关节镜与关节修复专委会主任委员，中国医药教育协会黑龙江省肩肘运动医学专业化培训基地名誉主任委员，中华运动康复医学培训工程（黑龙江）副主任委员，亚太膝关节、关节镜及运动医学学会（APKASS）创始会员，亚洲髋关节镜学会（AHSA）创始会员，中国田径协会首批运动健康智库专家。

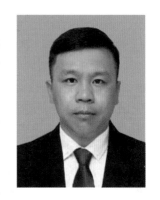

马喜强，现任哈尔滨体育学院冬季奥林匹克学院高山滑雪教研室教师。哈尔滨体育学院冬季奥林匹克学院单板滑雪教研室主任。中共党员，硕士研究生，副教授，哈尔滨市滑雪协会副主席，中国高山滑雪社会体育指导员高级考评员、培训师；获得加拿大高山滑雪3级指导员认证。国际滑雪和单板滑雪联合会自由式滑雪U型场地技巧国际级裁判；自由式滑雪空中技巧和雪上技巧国家级裁判；欧洲复苏委员会（ERC）认证雪道救护员。2008年以来一直从事本科生、研究生高山滑雪和单板滑雪的教学工作及滑雪项目的训练、科研工作，在国内主要期刊发表论文6篇，主持国家级课题1项，参与国家及省部级课题多项。主编人民教育出版社青少年冰雪运动丛书《高山滑雪》，主编高等教育出版社青少年冰雪推广系列丛书《高山滑雪》，参与编写人民教育出版社、人民日报出版社高山滑雪教材多部。2018年至2022年作为自由式滑雪U型场地技巧国家队教练组成员，指导国家队运动员张可欣获得2019年在新西兰卡卓纳举行的国际雪联自由式滑雪U型场世界杯比赛冠军，并指导运动员李方慧和运动员张可欣在2022年北京冬奥会的该项目中分别取得第五名和第七名的佳绩。

序 一

在 2022 年北京冬奥会筹办期间，根据雪上项目赛事医疗服务保障的特点和需求，中国滑雪救援医生队伍于 2018 年 12 月正式在河北崇礼万龙滑雪场成立和亮相，这标志着我国冬季项目医疗服务与救援保障水平达到了一个新的要求和新的高度(图1、图2)。

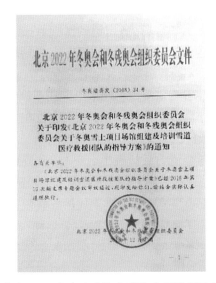

图 1　北京 2022 年冬奥会和冬残奥会组织委员会组织雪道医疗救援团队的文件

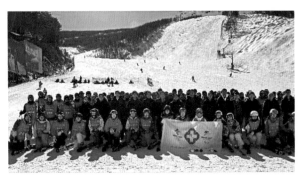

图 2　北京冬奥会、冬残奥会滑雪损伤救援医生团队合影

遵循国际滑雪和单板滑雪联合会的要求，北京 2022 年冬奥会和冬残奥会组织委员会（以下简称"北京冬奥组委"）首先对申请加入滑雪救援医生队伍的所有人员进行了认真的审核和遴选。他们必须是具有临床执业医师资质的专业医生，以满足对运动员伤情进行现场诊治的医疗需求；同时，这些救援医生还必须掌握一项"特殊"的本领——滑雪，以便在各种地形和坡度雪道上能够平稳滑行并迅速到达受伤运动员身旁。为此，队伍组建后这些救援医生在国内外教练的专业指导下，脱产进行滑雪技能的集中培训和系统训练，白天在雪场刻苦训练不断提高自身的滑雪水平，晚上在教室一起钻研雪地救援的诊疗技术。经过 2～3 年集中系统的滑雪培训和反复实践，我国滑雪救援医生的滑雪水平和技能得到了极大的提升，并顺利通过北京冬奥组委和国际滑雪和单板滑雪联合会的多次考核。在北京 2022 年冬奥会比赛期间，中国滑雪救援医生队伍圆满地完成了各雪场、各雪道的医疗救援工作。他们的医疗技术和滑雪技能不仅受到运动员和教练员的肯定，也得到北京冬奥组委和国际滑雪和单板滑雪联合会的表扬和表彰。

2025 年 2 月黑龙江省哈尔滨市将迎来第九届亚洲冬季运动会。根据当地组委会高水准赛事医疗服务保障的要求，他们也将在雪上项目医疗服务保障方面组建专门的滑雪救援医生队伍。这将是我国第二批正式组建的滑雪救援医生团队。在查看亚冬会滑雪救援医生名单时，欣喜地看到了一个我熟悉的名字——潘海乐，第九届亚冬会滑雪损伤救援医生团队队长。

潘海乐教授就职于哈尔滨医科大学附属第二医院，担任临床关节与微创、运动医学外科主任，同时担任黑龙江省医学会运动医疗分会主任委员，具有扎实深厚的专业理论和技术功底，是我国运动医学领域知名的中青年专家和领军人物。

正如前面所述，我国滑雪损伤救援医生团队的发展史非常短，基本属于一个新的医生群体。我们在人员筛选、资质认证、规范制定、技能训练，乃至相关专业书籍的出版等诸多方面都处于起步阶段，而《滑雪损伤救援医生必备技能》一书的编写出版，则填补了这方面的空白。潘海乐教授牵头组织全国的运动医学专家和滑雪专业的教练共同编写这本书，邀请到我国滑雪竞技领域的资深专家、残奥会冠军、世界冠军和全国冠军为本书的滑雪部分提出宝贵意见，具有重要的历史意义，是具有里程碑地位的事件，可谓"应运而生""水到渠成"。

《滑雪损伤救援医生必备技能》一书，是国内第一部关于培养滑雪救援医生的入门书。该书明确提出，滑雪救援医生既要有医学背景和专业知识与技术，又要熟练掌握必要的滑雪技能。对如何在户外雪道这一特殊的抢救地点，针对滑雪运动员这一特定人群，在非常有限的时间内给予快速现场施救，以及安全及时的伤员运送，进行了非常有意义的探索，并积极尝试对我国现有滑雪救援医生的培养途径和培养方法进行了系统性梳理与前瞻性归纳。这本书不仅填补了国内相关领域的空白，更为滑雪救援医生的培养提供了宝贵的理论支撑与训练实操指南。书中不仅涵盖了滑雪运动的基本常识、常见伤害类型及处理方法，还深入探讨了滑雪救援的特殊性、紧急救援流程、心理干预策略等关键内容，对于提升滑雪救援医生的专业素养，保障运动员安全具有重要意义。为此，我积极建议此书应该成为我们运动创伤、运动康复和骨科创伤等相关专业同行的必读书，更愿意推荐为长期从事运动队医疗服务保障的队医、康复师、治疗师，以及体育科研人员等的专业工具书。

在 2025 年哈尔滨第九届亚冬会即将来临之际，我衷心祝愿潘海乐主编和他的滑雪救援医生与教练同道，能够以精湛的专业技术为来自亚洲各地的竞技健儿提供最佳医疗服务保障。更愿《滑雪损伤救援医生必备技能》一书能够成为他们手中的利剑，助推我国滑雪救援医生队伍不断壮大，在第九届亚冬会的赛道救援这一特殊舞台上，书写新篇章，再创新高度，充分展示中国滑雪损伤救援医生的风采。

李国平教授

中国奥委会体育代表团　首席医务官

北京冬奥会医疗核心专家组　组长

国际奥委会赛事医学委员会　核心成员

2024 年 10 月 10 日

序 二

随着北京 2022 年冬奥会、冬残奥会的成功举办，我国冰雪运动迎来了前所未有的发展机遇。冰雪之花开遍大江南北，"带动三亿人参与冰雪运动"已从愿景变成现实。冰雪运动参与人群已从小众走向大众，跨过山海关，走进了全国各地。

发展冰雪运动是建设体育强国的必然要求，随着冰雪运动的普及与发展，构建完善的冰雪运动配套服务体系是实现这一宏伟目标的重要支撑。冰雪运动高质量发展不仅依赖于竞技水平的提升，更依赖于整个服务体系的全面进步。滑雪作为一项高危运动，目前国内配套滑雪运动的医疗救援服务体系建设还处于起步阶段。得益于北京 2022 年冬奥会、冬残奥会的培养，我国储备了一批特殊的医疗力量——滑雪医生，他们以专业的医疗知识和高超的滑雪技能，成为赛场上不可或缺的守护者，彰显了我国滑雪医疗救援服务的能力。然而，滑雪医生的重要性不仅体现在竞技赛场上，更贯穿于大众滑雪运动可持续健康发展的全过程。随着滑雪爱好者群体的日益壮大，滑雪损伤的发生概率也随之增加。在这种情况下，滑雪医疗救援服务体系的构建、滑雪医生的专业培训就显得尤为重要。他们不仅需要具备扎实的医学知识，还需要熟练掌握滑雪技巧，以便在紧急情况下能够迅速、安全地接近伤员，专业地实施救援。

《滑雪损伤救援医生必备技能》一书的出版，正是响应了这一时代需求，旨在弥补我国在滑雪医疗救援领域相关专业书籍的空白。《滑雪损伤救援医生必备技能》的主编潘海乐教授，是我国运动医学领域的著名专家和优秀人才；另一位共同主编马喜强副教授，则在我国滑雪教育领域成果丰硕。其他参编本书的各位编委，也都是医疗和冰雪体育领域各个专业的精英，应该算是我国第一代滑雪医生，他们经过刻苦和科学的训练，同时具备了规范的雪道抢救能力及必要的滑雪技能，是这个领域不可多得的专业人才。本书的编写团队，以严谨的科学态度和忘我的工作精神，在短时期内完成了这一高质量的著作，为我国滑雪医疗救援事业作出了重要贡献。

《滑雪损伤救援医生必备技能》旨在为我国滑雪医生的培训提供一套科学、系统、实用的方法，帮助他们全面提升医疗救援能力与滑雪技术。书中不仅结合滑雪损伤的特点和救援需求，深入讲解了滑雪医生在救援过程中应掌握的专业知识和操作技能,还详细阐述了滑雪运动的基本原理和技巧。通过学习本书,滑雪医生可以更加熟练地运用滑雪技术,在复杂多变的雪场环境中迅速响应,为伤员提供及时、有效的医疗救助。

此外,本书还注重理论与实践的结合,通过大量真实的案例分析和模拟演练,帮助滑雪医生将所学知识转化为实际操作能力。书中还介绍了最新的滑雪医疗救援设备和技术,以及国际先进的滑雪医疗保障理念,为滑雪医生的培训提供了前沿的指导和参考。

本书的出版是对我国滑雪医生培训体系的一次重要补充和完善,它将有助于培养更多既精通医术又擅长滑雪的复合型人才,为构建更加完善、高效的冰雪运动医疗保障体系发挥积极作用。同时,本书也将为滑雪爱好者提供一份宝贵的参考资料,帮助他们更好地了解滑雪运动的安全知识和自救互救技能。

展望未来,随着体育强国战略的深入实施和冰雪运动的持续发展,滑雪医生的作用将更加凸显。相信《滑雪损伤救援医生必备技能》一书的出版,将为我国滑雪医生的培训注入新的活力,为推动冰雪运动高质量发展、助力早日实现体育强国的目标贡献力量。

最后,再次向本书的编写团队致以崇高的敬意,并向所有致力于我国冰雪运动医疗保障事业的工作者表示衷心的感谢。

任洪国

中国滑雪协会　副主席

2024 年 10 月 8 日

冠军寄语

"滑雪损伤救援医生的水平高低，决定着雪道现场运动员伤病抢救的成败。相信《滑雪损伤救援医生必备技能》的出版，会助力中国滑雪医生的培训再上新台阶，并为中国的滑雪竞技运动员提供更加优秀的医疗保障。"

——**刘佳宇**

2008年，单板滑雪世界杯赛加拿大站冠军；世界杯分站赛瑞士站冠军。

2009年，单板滑雪世锦赛冠军；单板滑雪世界杯意大利站暨总决赛冠军。

2011年，LG国际雪联单板世界杯中国站冠军。

2013年，国际雪联单板滑雪世界杯美国站比赛冠军。

2016年，第十三届冬季运动会冠军。

2017年，第八届亚洲冬季运动会金牌；国际雪联单板滑雪U型场地世界杯崇礼站冠军。

2018年，平昌冬季奥运会银牌。

2019年，国际雪联自由式滑雪及单板滑雪U型场地世界杯崇礼站冠军。

2020年，美国露水巡回赛（DEW TOUR）冠军；世界杯总积分亚军。

2021年，完成站立D-crippler，女子U型场地中成功站立两周的世界第三人、中国第一人。

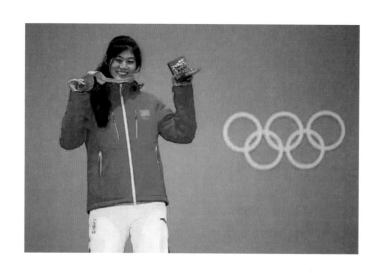

冠军寄语

　　"热烈祝贺《滑雪损伤救援医生必备技能》出版，书写中国滑雪损伤救援医生事业新篇章。"

——张梦秋

　　北京2022年冬残奥会高山滑雪女子超级大回转站姿冠军。
　　北京2022年冬残奥会高山滑雪女子大回转站姿冠军。

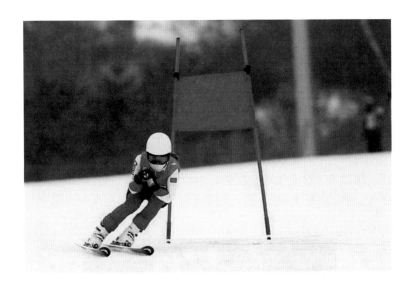

"在雪上竞技项目水平很高的国家,滑雪损伤救援医生的整体水平也很强。因此非常高兴地见证到中国首部滑雪损伤救援医生培训的专著出版,并为能成为专著滑雪部分的编写顾问,感到莫大的荣幸。"

——李楠

2010—2011 年,亚洲冬季运动会第五名。

2010—2011 年,澳洲杯第四名。

2012—2013 年,全国第十二届冬运会个人第二名、团体第一名。

2014—2015 年,全国冠军赛个人第一名、双人第一名、团体第二名。

2014—2015 年,美洲杯丹佛站个人第十一名、双人第十二名。

2016 年全国第十三届冬运会个人第二名。

2016—2017 年,雪上技巧全国冠军赛女子个人第一名、双人 PK 第一名。

2017—2018 年,雪上技巧全国冠军赛女子个人第一名、双人 PK 第一名。

2018—2019 年,雪上技巧全国锦标赛女子个人第一名、双人 PK 第一名。

2019—2020 年,雪上技巧全国冠军赛女子个人第一名。

2021—2022 年,雪上技巧全国锦标赛女子个人第一名。

2021 年,洲际杯瑞典站女子个人第八名。

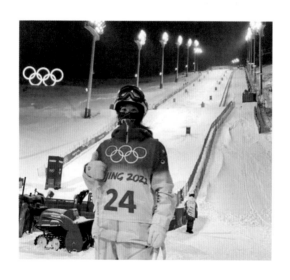

在浩瀚的体育世界里，竞技体育犹如漫长历史长河中的绚烂烟火，每一朵火花都闪耀着人类挑战极限、超越自我的光芒。运动员们的每一次腾空飞跃、每一次奋力拼搏，都是对体能与意志的极致考验。

现代奥林匹克运动以夏季奥运会和冬季奥运会为标志，代表着竞技体育的最高水准。在那些无数令人热血沸腾的精彩瞬间背后，是运动员们付出的无数汗水和泪水，以及不同程度的伤病。因此，对各国运动员的高水平医疗保障，是保护运动员健康、延长运动寿命、降低伤病发生率、体现各国医疗水平的直观窗口。其中，以 2008 年夏奥会、2022 年冬奥会在北京举办为标志，更是把我国医务界，为代表世界最高水准的顶尖运动员提供医疗保障的实力，提高到了一个前所未有的高度。其中北京 2022 年冬奥会，更是直接孕育了我国医学领域的一个全新团体：滑雪损伤救援医生（简称滑雪医生）。

北京 2022 年冬奥会，是我国滑雪医生第一次以赛会官方组织建设的方式正式亮相。因此，为北京冬奥会服务的滑雪医生属于我国第一代、第一批滑雪医生，这一团队的正式组建标志着我国滑雪损伤救援水平提升到了一个全新高度。

2025 年 2 月即将在黑龙江省哈尔滨市举办的第九届亚洲冬季运动会，遵循高水准比赛保障的要求，在雪上项目医疗保障方面同样组建了滑雪医生团队，这也是中国第二批正式组建的滑雪医生团队，我作为运动医学医生，有幸成为这个团队 45 名队员中的一员。

北京 2022 年冬奥会之前，在我国举办的各类大型冬季雪上项目比赛中，如果出现运动员受伤的情况，首先由 120 急救人员在雪道救援人员的协助下，将无法继续比赛的运动员运离赛道，然后在赛道外等待的具有专业医学背景和专科技能的医务人员才参与到伤员的处置中来。而在冬奥会这种最高级别的比赛中，根据国际滑雪和单板滑雪联合会的要求：首先接触受伤运动员的，必须是具有资质的专业医生。同时因为雪上项目赛场的特殊性，还要求进行运动员伤情诊治的医生必须掌握另外一项"特殊"本领——在各种地形、坡度的雪上赛道顺利行进、迅速准确到达伤员地点的滑雪技能。因为在高水平的雪上竞技项目中，一旦出现伤情，对伤员第一时间的专业救治和运送就显得尤为重要，这一环节的高质量完成将会为伤员后续更有针对性的系统治疗，甚至伤员的生命安全保障赢得宝贵时机，而滑雪医生则在第一时间的救治阶段扮演着至关重要的角色。

今年年初，黑龙江省滑雪医生团队在东北地区最负盛名的滑雪场，也是2025年哈尔滨亚冬会雪上项目竞技的主赛场——亚布力滑雪场集结，开始了每天6~8小时的高强度滑雪技能和雪道伤员抢救训练。在训练过程中我发现，滑雪医生这一群体具有不同于任何医疗专业的特殊性：对滑雪医生来讲，要求他们是既要具备医学背景和专业医学知识、技术，又要熟练掌握必要滑雪技能，是掌握如何在户外雪道这一非常特殊的抢救地点、针对滑雪运动员这一特定人群、在非常有限时间内给予快速施救的极具挑战性的复合型人才。而在目前的中国，针对如何培养滑雪医生还缺乏统一的标准和规范，也没有理论书籍可以用来学习和参考，这促成了我萌生编写一本如何帮助一名医生快速成为一名滑雪医生的工具书的想法。因此，我组织了黑龙江省一批志同道合的专家，开始了《滑雪损伤救援医生必备技能》的编写。

任何事情的兴起和发展，都离不开历史的机遇。自1996年哈尔滨举办第三届亚洲冬季运动会以来，二十九年后的第九届亚冬会再次落户哈尔滨，是为"天时"；黑龙江省是我国传统的冰雪项目强省，哈尔滨的冰雪文化底蕴深厚，亚布力是我国最早、最具专业化的滑雪胜地，是为"地利"；由黑龙江第一批滑雪医生团队的部分成员为核心，编写这样一部在中国滑雪医生发展史上具有标志意义的专著，不失为是一个理想的选择，这可视为"人和"。因此，这本书的撰写已经具备了时代背景，客观条件也已成熟。

在时间非常紧张的情况下，我和团队的同道们共同努力，争分夺秒，精心编写的这本《滑雪损伤救援医生必备技能》，对滑雪医生这一复合型人才的培养途径和培养方法进行了探索，并尝试对我国滑雪医生培养体系建设进行一次系统性梳理与总结。我想，着眼于即将到来的亚冬会，《滑雪损伤救援医生必备技能》具有强烈的现实性；放眼未来，这本书对于我国的滑雪医生事业则不失为一次具有前瞻性的论著奠定。它在一定程度上填补了国内相关领域的空白，对于提升滑雪损伤救援医生的专业素养、保障运动员的安全具有重要意义。

这本书的问世，离不开本书的另外一位共同主编马喜强副教授的通力合作和辛勤付出。马教授不仅具有非常丰富的滑雪技能培训经验，而且在滑雪训练的理论探索方面也堪称高水平专家，这为本书滑雪篇的实用性和针对性提供了非常有力的保障，为本书的质量保证提供了必不可少的支撑。

同时，本书在写作过程中，还得到了李国平、任洪国、安林彬三位在中国运动医学领域和滑雪领域德高望重、成绩斐然的大专家的指点。三位大家都是业界翘楚、行内权威，他们对本书的关注和点拨，直接极大程度地提升了整本书的水准和价值。他们的无私奉献和对我们黑龙江运动医学、滑雪医生这些后辈给出的中肯意见，是对我们整个编写团队成员的极大鼓励和支持，也使得我们整个团队更明晰这本书的历史价值和我们所面临的历史性机遇，以及编写团队所担负的历史性重任，从而更激发了编写团队中每一个人的责任感和使命感。这对于保证整本书的高质量完成提供了不可或缺的精神动力，他们的关爱也是整个编写团队的莫大荣誉。在此，我谨代表《滑雪损伤救援医生必备技能》编写团队，对三位老师百忙中的关切与提点再次致以深深的谢意。

《滑雪损伤救援医生必备技能》的顺利完成，是对黑龙江省滑雪医生团队最好的回报，我相信也是对黑龙江省乃至全国滑雪医生事业发展的一次有意义的推动。同时，它也是对中国所有运动医学工作者的鼓舞与激励，提醒我们不忘医者初心，牢记使命与担当，继续在保障运动员健康、促进体育事业发展的道路上砥砺前行，而由黑龙江省的运动医学同道和滑雪医生团队牵头完成这一专著的编写，也是我们黑龙江"运医人"和滑雪医生的荣幸和骄傲。

在 2025 年哈尔滨第九届亚冬会即将来临之际，我衷心祝愿《滑雪损伤救援医生必备技能》的问世，能够对黑龙江滑雪医生团队有所帮助，希望我们在明年哈尔滨亚冬会的滑雪赛场上，能够以精湛的专业表现，为来自亚洲各地的竞技滑雪健儿提供最佳医疗保障。

同时，我们也必须看到，由于本书的编写时间较短，整个编委会的水准还有欠缺，经验不足也是客观存在的事实，书中的错漏在所难免。因此诚恳希望有缘阅读到本书的各位专家和读者能够不吝赐教，提出宝贵意见，以便将来在时机成熟、本书再版时，进一步加以改正和完善。

最后，我要再次感谢整个编写团队，尤其是孙承斌老师在辅助我协调各编委工作中所付出的巨大努力。没有他们的全力付出和夜以继日地工作，就没有《滑雪损伤救援医生必备技能》的如期问世。希望此书能够在亚冬会召开前这一举世瞩目的历史瞬间华丽亮相、绽放异彩，"书"写出中国滑雪损伤救援医生发展历史过程中具有标志意义的新一页。

迎风沐飞雪
赛道救人急
"书"就新历史
龙江滑雪医*

*：龙江滑雪医是指黑龙江省第一代滑雪损伤救援医生。

潘海乐

2024 年 10 月 12 日

目 录

第二篇　滑雪技术篇

第一篇

滑雪医生救援技能篇

第一章　滑雪医生的职责、赛事保障与培训

第一节　滑雪医生的职责与技能要求

一、滑雪医生的职责与使命

滑雪医生：雪道上的"生命守护者"。

在白雪皑皑的滑雪赛道上，速度与激情交织。运动员们凭借高超的技艺和令人敬佩的勇气，追求更高、更快、更强的同时，也是在挑战人类的极限。然而，速度与激情的背后，却隐藏着受伤的风险。作为滑雪医生的我们，肩负着在关键时刻拯救生命、保障运动员安全的神圣使命。滑雪比赛中的紧急救治，是一项极具挑战性和专业性的任务。规范的救援流程和精湛的医疗技术，是确保救治成功的关键。

二、滑雪医生的救援技能要求

滑雪医生作为比赛场地提供紧急医疗救援的专业人员，需要具备一系列的专业技能，以确保在赛场发生意外时能够迅速有效地进行救援。

（一）快速响应能力

从运动员受伤那一刻开始计时，至裁判下达救援指令，再由滑雪医生收到命令进场并滑行到伤员身边实施救援，整个过程必须控制在 4 分钟内，以确保在医学界公认的医学抢救"黄金四分钟"内开始救援，尽最大可能保护伤员脑细胞，提高生存率与康复率。

（二）医疗急救技能

1. **迅速评估伤情**　滑雪医生需要快速准确地对伤员进行评估，以便及时识别并处理危及生命的伤情。

2. **跨学科创伤急救技能**　滑雪医生必须具备跨学科创伤急救的技能，包括致命性出血的止血、包扎；全身各部位骨折的肢体制动固定；整体翻转技术，以保护伤员脊柱、脊髓等。

3. **心肺复苏**　滑雪医生需要掌握心肺复苏（cardiopulmonary resuscitation，CPR）技术，以应对心搏骤停、呼吸困难等紧急情况。

4. **使用急救装备**　滑雪医生应熟练应用各种急救装备，如：自动体外除

颤器(AED);颈部颈托制动;头部固定器制动;骨盆固定带制动;应用脊柱板限制脊柱活动等。

(三)高级滑雪技能

滑雪医生需要具备高级滑雪技能,必须能够在大雪、大风天气及视线受到干扰的情况下,在冰状雪覆盖的陡坡雪道上快速滑行,并安全通过狭窄通道和各种障碍物的复杂环境,在指定地点准确刹停,实施雪上救援。

(四)特殊技能

1. 搬运伤员 滑雪医生需要掌握正确的搬运伤员技术,确保在冰状雪覆盖的陡坡上,仍然能移动伤员,不会对其造成进一步伤害。

2. 使用滑雪救援设备 滑雪医生应熟练使用滑雪救援设备,如冰爪,甚至在特殊情况下需要使用绳索、锚点等,以便在陡峭的雪道上进行救援。

结语:滑雪医生不仅需要具备专业的急救知识、高级的滑雪技能、充沛的体能,还需要能够在极端环境下保持冷静,迅速响应救援,快速实施救援治疗和决策转运方式。这些技能的掌握和应用对于保障滑雪运动员安全至关重要。

第二节 滑雪医生赛前和赛事保障工作

一、赛前准备工作

滑雪医生赛前需要对比赛场地进行详尽的了解,熟悉雪道的地形、坡度、长度等信息。

(一)规划 FOP 医疗站

1. FOP(field of play,竞赛场地)医疗站的设置应优先选择滑雪赛道的中心区域或者运动员高风险活动区域附近,如陡峭斜坡、复杂弯道和跳跃点等,以缩短救援响应时间,便于迅速响应运动员的急救需求,确保医疗人员能在最短时间内到达受伤运动员身边。

2. 确保 FOP 医疗站不受赛道上可能的障碍物(如树木、岩石)和恶劣天气(如强风、暴雪)的直接影响,从而便于滑雪医生观察运动员的受伤情况并判断其机制。

3. 确保 FOP 医疗站具有良好的交通便利性,靠近主要的交通通道,如滑雪缆车、雪地摩托通道或便于救护车通行的道路,以便快速运输伤员。同时,应规划出清晰、畅通无阻的救援通道,避免与观众流线和运动员流线交叉,以减少干扰和延误,从而保证规划出最快的救援路线。

(二)医疗设备与物资准备

1. **基础医疗设备** 包括急救箱、担架、氧气瓶、自动体外除颤、心电监护仪、便携式超声设备等,以满足现场急救的基本需求。

2. **特殊医疗设备** 针对滑雪运动可能造成的特定伤害,如骨折、关节脱位、颅脑损伤等,FOP 医疗站应配备相应的医疗设备,如冰袋、颈托、脊柱板、铲式担架、真空担架、躯体固定气囊、四肢充气夹板等。检查和准备好急救设备和药品,确保其处于完好和充足的状态。

3. **通信设备** 确保 FOP 医疗站与指挥中心、其他医疗站及救援队伍之间的通信畅通无阻。这些通信设备通常包括无线电通信设备、卫星电话、对讲机等。

4. **个人防护装备** 在极端天气条件下,滑雪医生需穿着专业的防寒、防水、防滑的服装和鞋子,并佩戴必要的防护装备,如头盔、护目镜等。确保个人身体状态良好,随时可以滑行和投入紧急救援任务。

二、赛事保障工作

国际滑雪和单板滑雪联合会(International Ski and Snowboard Federation,FIS)对滑雪医生在赛场上的救援工作制定了详尽而严格的规范,以确保其在运动员受伤时能够迅速、有效地提供医疗救治。根据 FIS 相关规定及公开资料,滑雪比赛中需要做好如下几个方面的工作,力求全面而深入地落实对运动员的保护工作。

(一)时刻关注比赛和运动员的滑行

滑雪比赛中,运动员的滑行速度可达 140km/h,一旦摔倒,受伤机制复杂,伤情更多种多样,从轻微的擦伤、扭伤,到严重的骨折、颅脑损伤,休克等,这些都需要滑雪医生迅速做出准确的判断和处理。所以在比赛中,滑雪医生需要穿好滑雪板站在雪道旁,时刻观察负责赛道区间内运动员的比赛情况,以便更好地了解运动员的受伤机制,有利于急救保障工作。

(二)上报伤情和等待指令

发现运动员受伤,滑雪医生应在第一时间向医疗官汇报运动员情况,并等待裁判救援指令。在裁判长中止比赛前,滑雪医生不能进入赛道内。

(三)启动救援

收到裁判救援指令后,滑雪医生需凭借出色的滑雪技能在陡峭、复杂的雪道上迅速而稳定地滑行。在滑行过程中,要时刻注意周围的环境和赛道内的其他人员,迅速沿着预定路线滑向受伤地点。在接近运动员时,不可正对运动员身体滑行,以防因失控摔倒而冲撞运动员,造成二次伤害。绕过运动员后,需要在其下方刹停,快速脱掉雪板,并将雪板垂直于雪道的滚落线摆放,雪杖摆放于两雪板中间。

(四)现场评估、救护与转运

1. 滑行中同时观察和评估运动员的受伤机制和伤情。

2. ①号滑雪医生装配手台(对讲机),②号滑雪医生背双肩急救包,抵达受伤运动员身边后,对运动员表明自身专业滑雪医生身份,安慰运动员,嘱其配合问诊、身体检查和救援。对运动员的伤情进行初步评估,包括检查意识,呼吸、脉搏等生命体征,有无致命性出血,并快速进行体格检查,以判断伤情和制订救护方案。

3. ①号滑雪医生在配合救援的同时用手台向赛场医疗官汇报运动员伤情。根据伤情、现场条件及转运过程中的安全性等因素综合考虑,决策救援方案和转运方式。呼叫巡逻队员携带相应装备进行支援。向运动员医疗站医生或者定点医院医生汇报伤情,使他们提前了解伤员情况,做好接诊伤员的准备工作。

4. ①号和②号滑雪医生带领巡逻队员,立即采取必要的紧急救治措施,如止血、包扎、颈托固定、骨盆固定、骨折固定、脊柱限制活动等。对于严重伤害,如大出血、严重颅脑损伤等情况,滑雪医生应迅速启动相应的急救程序,必要时通知直升机预热待命,准备将其转运至定点医院。

5. 在雪道上使用雪橇转运伤员时,①号滑雪医生立即与巡逻队员共同转运受伤运动员到运动员医疗站。在转运过程中,滑雪医生会持续观察运动员状态,并与运动员医疗站医生交接病情。②号滑雪医生收拾急救包物品,确保没有任何物品遗留在雪道上后,再滑行追赶转运队伍。

如果使用直升机转运,医疗转运型直升机通常会配备有重症监护室的设施,以确保伤员在转运过程中的安全。

结语:滑雪医生责任重大,每一次的紧急救治都是一场与时间的赛跑,每一次的成功救治都是对生命的尊重和守护。作为滑雪医生,要不断提升自己的专业技能和应急处理能力,为滑雪比赛中的运动员们提供最可靠的医疗保障,让他们在追求梦想的道路上无后顾之忧。

第三节　滑雪医生的培训工作

一、医疗技能培训

滑雪医生需具备高级心脏支持、高级创伤生命支持及高级气道管理能力,以应对滑雪运动中可能出现的各种严重伤害。熟悉全身各部位的损伤的诊断与救护(具体内容详见第二章和第三章),并定期参加医疗技能培训和演练。

二、滑雪医生救援团队培训

(一)人员配备

每个FOP医疗站应配备足够的滑雪医生和救援人员,以确保在紧急情况下能够迅速响应。滑雪比赛时,赛道沿途设置数个FOP医疗站,每一个医疗组通常由2名滑雪医生和2~4名巡逻队员组成,他们应具备丰富的急救经验,且具备高级滑雪技能。

（二）协同演练

在赛前进行多次模拟救援演练,与赛事组织方、裁判团队、安全保障团队建立紧密的协同工作机制,明确各自的职责和协作流程。与周边医院建立绿色救援通道,确保重伤员能够及时得到进一步的治疗。检验医疗站的响应速度、设备运行和人员协作情况。根据演练结果进行总结和改进,不断优化救援工作流程。

（三）赛事保障

参与滑雪比赛救援保障工作,积累实际救援经验。提高医疗技能和滑雪技能,并熟悉救援流程,确保在实战中能够迅速、准确地应对各种情况。

（四）体能与心理准备

救援团队成员需要保持良好的体能和心理状态,以便在需要时可以立即投入紧张的救援工作中。

（五）救援总结与反馈

每次救援行动结束后,滑雪医生应组织救援团队进行总结和反馈,分析救援过程中的成功经验和不足之处,以便在未来的救援行动中不断改进和提高。

（六）医用英语和比赛规则的学习

滑雪医生为国际赛事做保障工作时,需要具有熟练的英语交流能力,并且了解所有的雪上比赛项目的规则,比赛时,在裁判呼叫滑雪医生进场救援前,不可以进场触碰任何运动员。

（七）应急预案

制订详细的应急预案,确保在接收到救援指令后能够迅速响应。

三、滑雪技能培训

滑雪医生需经过专业的滑雪技能培训,掌握在复杂地形和恶劣天气条件下迅速滑行至受伤运动员身边的技能（详见第二篇内容）。

结语：通过以上全面、科学的措施,可以确保滑雪赛场上的FOP医疗站在运动员救援工作中发挥最大的效能,为运动员的生命安全提供坚实的保障。每一项准备都是为了最大限度地降低运动员受伤后的风险并提高救援效率,对确保在滑雪赛场上救援工作的成功至关重要。

第二章　创伤通用技术

滑雪是一项高风险运动,创伤发生率相对较高,如骨折,韧带断裂,脑震荡,脊柱、脊髓损伤等。如果未能及时科学救治,可能导致损伤加重,造成不可逆损伤,甚至危及生命。这些损伤不仅会增加伤员的痛苦,还可能影响其日后的生活质量,断送其运动生涯。因此,在雪道上迅速正确地实施紧急救治,及时进行创伤治疗对于保护运动员免于病情恶化、减少医源性损伤、降低并发症发生概率及保障其生命安全至关重要。

第一节　伤员评估与处置

伤员评估是滑雪损伤救援中的关键环节,它直接关系到伤员后续救治的效果和成功率。

一、现场评估

（一）标准防护措施和救援装备

1. 个人防护装备(图2-1)

（1）身体保护:由于滑雪场通常温度较低,救援人员需要穿着专业的防寒、防水、保暖滑雪服及速干保暖内衣等,以保持体温,防止冻伤。

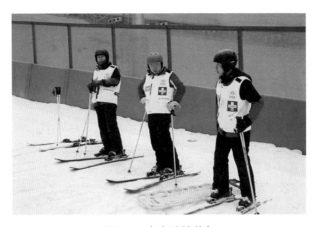

图2-1　个人防护装备

（2）头部保护：佩戴专业的滑雪头盔，以保护头部。

（3）眼部防护：佩戴滑雪镜，以保护眼睛不受强风和雪的干扰，提供良好的视野。

（4）手部防护：虽然滑雪医生在雪道上实施紧急救治时不能佩戴厚重的滑雪手套（以确保救援操作的精确性），但滑雪医生在救援前和救援操作完成后应迅速佩戴滑雪手套，以防手部冻伤，无法参与后续救援工作。

（5）足部保护：穿着专业的滑雪袜、滑雪鞋。

2. 专业救援装备

（1）滑雪装备：救援人员需要熟练掌握滑雪技能，并配备专业的滑雪板、滑雪杖等装备，以便在雪地上快速移动，及时到达伤员身边。

（2）通信设备：携带对讲机，保持与巡逻队员、医疗官、FOP 医疗站和指挥中心的联系，并及时报告伤员情况、救援方案和转运方式。

（3）急救包：携带包含基本急救用品的急救包，如止血带、绷带、消毒液、止痛药、骨盆固定带等，以便在现场对伤员进行初步救治。

（4）固定转运装备：根据需要选择携带真空担架、脊柱板或铲式担架等，给予伤员脊柱限制活动或固定转运，再将伤员转移至雪橇或雪地摩托等转运工具上，将伤员安全、快速地转运至运动员医疗站。

（二）现场安全

1. 地形与天气条件　评估事故现场的地形特点及天气情况，如雪道坡度、雪质、风雪强度、能见度等。

2. 救援通道　确认是否有安全、畅通的救援通道，以便滑雪医生能够迅速安全地接近伤员并撤离现场。如果需要开辟新的救援通道，应评估其安全性和可行性。

二、伤员检查

（一）快速初始检查

快速初始检查是紧急医疗救援中对伤员进行的初步评估过程，旨在快速识别并处理危及生命的伤情。

1. 检查目的　初始检查的主要目的是对伤员的气道、呼吸、循环系统进行快速评估，以找出可能危及生命的伤情，并为后续的治疗和转运提供决策依据。

2. 检查内容　初始检查通常包括以下几个方面。

（1）总体印象：评估伤者的年龄、性别、体重、面容表情、体位、自主活动能力、明显外伤、皮肤颜色等，结合受伤机制以获取对伤员整体状况的第一印象。

（2）意识水平：使用 AVPU 分级（A-警醒，V-对声音有反应，P-对疼痛有反应，U-无反应）来评估伤员的意识水平。这是判断伤员神经系统功能状态的重要指标（表 2-1）。

表 2-1 AVPU 评估法

A（Alert）	警醒：患者有意识，能够与他人进行正常的对话，回答问题并表达自己的意愿
V（Verbal）	对声音有反应：患者对语言刺激有部分反应，但可能迟钝或言语不清，能够回答简单的问题，但可能表达困难或混乱
P（Pain）	对疼痛有反应：患者对疼痛刺激有反应，如应对刺痛或摇动时，可能没有语言反应，但会出现身体动作、躲避行为或其他痛觉反应
U（Unresponsive）	无反应：患者没有任何自发的反应，无论是对声音还是疼痛刺激，都没有意识或显著的外部反应

（3）气道：检查伤员的气道是否通畅，是否有异物或分泌物阻塞。同时，根据需要进行颈椎固定，以防止颈椎损伤进一步加重。

（4）呼吸：检查伤员的呼吸是否存在，评估呼吸频率、深度、节律变化等。注意观察伤员的呼吸音、胸廓起伏等情况，以判断呼吸功能是否正常。

（5）循环系统：检查伤员的桡动脉或颈动脉搏动是否存在，以及其频率、节律、强度等。同时，观察伤员的皮肤颜色、温度、湿度和毛细血管的充盈时间等，以评估循环系统的功能状态。

（6）受伤机制：了解伤员的受伤机制，包括受伤的原因、过程、部位等，以便更好地评估伤员的伤情和制订治疗方案。

按照上述内容对伤员进行快速初始检查，注意保持与伤员的沟通，以获取更多关于伤情的信息（图 2-2）。

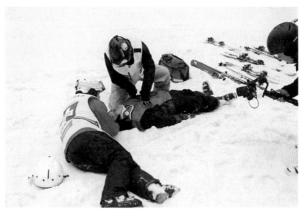

图 2-2 快速初始检查

紧急处理：在评估过程中，如发现危及生命的伤情（如气道梗阻、心搏骤停、致命性出血等），应立即进行紧急处理，如使用储氧面罩通气、建立口咽通气道、心肺复苏、加压包扎、止血带止血等。

报告：及时通过对讲机向医疗团队汇报伤情、现场救援措施、决策转运方案等。

3. 注意事项

（1）快速准确：初始检查要求快速准确地进行评估，以便及时识别并处理危及生命的伤情。

（2）全面细致：在评估过程中要全面细致地观察伤员的各项生命体征和伤情表现，避免遗漏重要信息。

（3）沟通协调：与伤员保持沟通，同时协调医疗团队的工作，确保检查顺利进行，以快速衔接后续治疗。

结语：通过以上内容可以看出，初始检查是关注伤员总体印象和整体情况，以及对致命性伤情进行识别（如致命性出血、气道梗阻、心搏骤停等），并给予及时有效的处置。这一过程是紧急医疗救援中至关重要的一步，可为后续检查顺利进行奠定基础。

（二）局部检查

1. 检查目的 局部检查是一个从头到脚的检查过程，旨在寻找可能危及生命的外伤，广泛或不明受伤机制。它可以帮助滑雪医生快速识别伤员的主要伤情，以便优先处理。

2. 检查内容 局部检查通常包括以下几个部分。

（1）头面部：有无明显外伤，有无耳鼻漏液、熊猫眼、巴特综合征等颅底骨折征象，局部有无压痛等。

（2）颈部：有无明显外伤、出血及肿胀，颈静脉有无怒张，气管是否居中，触诊颈后有无压痛。如颈静脉充盈，则提示可能存在张力性气胸或心脏压塞；如出现颈后压痛，则应让助手为其佩戴颈托。

（3）胸部：暴露并检查伤员胸部，判断胸部运动是否正常，是否有反常呼吸，有无胸壁的挫伤和擦伤，有无胸部的穿刺伤或吸吮性伤口。在双侧腋中线第4肋间进行呼吸音听诊（2+1）（2是指主动脉瓣第一听诊区和主动脉瓣第二听诊区，1是指三尖瓣听诊），如呼吸音不对称，则需要通过叩诊来判断伤员是疼痛导致的肌肉紧张还是存在张力性气胸或血胸。通过简单触诊判断锁骨、胸骨、肋骨是否有压痛、不稳定及捻发音。值得注意的是，需要立即处理的胸部异常情况包括开放性胸部损伤、连枷胸、张力性气胸等。一旦确诊为张力性气胸，并且伤员出现神志变化、发绀或休克等征象之一，则在腹部查体之前优先考虑进行穿刺减压。

（4）腹部：暴露伤员腹部，查看有无膨隆、擦伤、穿刺伤或脏器外露。通过腹部触诊（采用四分法）判断有无压痛、肌紧张。

（5）骨盆：通过骨盆挤压试验、分离试验及耻骨压痛检查，判断有无压痛及其稳定性。如挤压试验结果阳性，则考虑骨盆骨折的可能性，此时应避免骨盆分离试验及耻骨压痛检查。

（6）上肢与下肢：检查有无明显红肿、畸形，以及活动度和感觉功能。

（7）后背：观察是否有明显外伤、压痛、畸形等。

3. 注意事项

（1）快速而有序地进行检查，避免遗漏重要区域。

（2）注意保持与伤员的沟通，以获取更多关于伤情的信息。

（3）根据伤情严重程度，决定是否需要进一步详细检查或立即转运。

（4）检查时要轻柔而细致，避免加重伤员痛苦或造成二次损伤。

根据检查结果，制订有针对性的治疗方案，并考虑是否需要进一步进行影像学检查或手术治疗。

局部检查是紧急医疗救援中不可或缺的步骤。它帮助滑雪医生快速识别伤员的主要伤情和受伤部位，为后续的治疗和转运提供重要依据。在进行这项检查时，救援人员需要冷静、有序和细致，以确保评估结果的准确性和可靠性。

三、现场救援措施

现场救援措施主要包括以下几个方面。

1. 致命性伤情的紧急处置　对于存在危及生命的伤情，如气道梗阻、心搏骤停、致命性出血等，应停止快速初始检查和局部检查，立即进行紧急救治，如开放气道、心肺复苏、止血等，为后续检查及治疗争取时间。

2. 出血控制

（1）直接压迫：对于可见的活动性出血，使用干净的敷料或衣物直接压迫伤口，以减少出血量。

（2）止血带或止血钳：在无法直接压迫或压迫无效的情况下，使用止血带或止血钳等器械进行止血。

（3）迅速转运至运动员医疗站或定点医院输血与输液：对于严重出血的伤员，应及时建立静脉通道，进行输血和输液治疗，以补充血容量，维持循环系统稳定。

3. 疼痛管理　根据疼痛严重程度，必要时给予口服止痛药、注射镇痛剂等。

4. 骨折固定　对于存在骨折的伤员，使用夹板、绷带等物品进行临时固定,以限制骨折断端的活动并减轻疼痛。

　　结语:现场救援的重要干预措施包括致命性伤情的紧急处置、出血控制、疼痛管理、骨折固定等多个方面。这些措施的实施需要医疗团队具备丰富的专业知识和实践经验,以确保伤员能够得到及时、有效的救治。

第二节　气道管理技术

　　气道管理技术(airway management technology)是一项关键且复杂的医疗技能,旨在确保创伤救治过程中伤员气道的通畅和有效通气。

一、气道管理的重要性

　　气道管理是创伤救治中的首要任务之一,对于维持伤员的生命功能至关重要。通畅的气道是进行有效通气和氧合的前提,直接关系到伤员的生存率和恢复质量。

二、气道管理技术的基本原则

　　1. **快速评估**　在创伤发生后,迅速评估伤员的气道情况,包括是否有阻塞、是否需要立即进行干预等。

　　2. **保持通畅**　采取一切必要措施保持伤员气道的通畅,包括清除呼吸道分泌物、异物等。

　　3. **有效通气**　在确保气道通畅的基础上,进行有效的通气支持,以满足伤员的氧合需求。

三、气道管理技术的具体措施

　　1. **基本气道管理技术**

　　(1)体位调整:通过调整伤员的体位(如仰头抬颏法、双手举颌法等)打开气道,防止舌后坠阻塞呼吸道。

　　(2)口咽通气道:在伤员无法维持气道通畅的情况下,可使用口咽通气道作为临时措施,以保持气道的开放。

　　(3)鼻咽通气道:在某些情况下,如伤员口腔无法打开或存在呕吐风险,可考虑使用鼻咽通气道。

　　2. **高级气道管理技术**

　　(1)气管插管:对于需要长期通气支持或病情危重的伤员,应尽早进行气管插管。气管插管是建立人工气道的有效方法,可确保气道的通畅和有效通气。气管插管前需进行充分的准备工作,包括选择合适的插管工具、准备必要的急救设备和药品等。插管过程中需密切监测伤员的生命体征和病情变化，及时发现并处理可能出现的并发症（如心搏骤停、误吸等）。

（2）气管切开术：对于需要长期机械通气或无法耐受气管插管的伤员，可考虑进行气管切开术。气管切开术可建立更稳定的人工气道，但手术风险较高，需严格掌握适应证和禁忌证。

3. 气道管理工具

（1）喉罩：喉罩是一种介于气管插管和面罩通气之间的气道管理工具，适用于紧急心肺复苏时的人工气道建立。喉罩操作简便、置入迅速，但需注意其密封性和通气效果。

（2）气囊：对于已建立人工气道的伤员，需进行气囊压力管理以维持气道的密闭性和减少气道损伤。气囊压力应维持在适当的范围内（一般不超过 $30cmH_2O$，$1cmH_2O = 98.066\ 5Pa$），并定期进行压力监测和调整。

结语：气道管理技术是一项至关重要的医疗技能，对于提高伤员的救治成功率和恢复质量具有重要意义。医疗人员应不断加强学习和实践，以掌握气道管理技术的操作要点，更好地服务于伤员。

第三节　休克与出血控制技术

休克与出血控制技术（shock and bleeding control techniques）是急诊急救及重症创伤救治中的重要组成部分。以下是对这两项技术的详细阐述。

一、休克控制技术

休克是机体遭受强烈致病因素侵袭后，由于有效循环血量锐减，组织血流灌注广泛、持续、显著减少，致全身微循环功能不良，生命重要器官严重障碍的综合征。休克的控制技术主要包括以下几个方面。

1. **快速评估与识别**　评估伤员的意识状态、皮肤颜色、温度及毛细血管充盈时间等，以初步判断是否存在休克。监测伤员的生命体征，包括血压、心率、呼吸等，以便及时发现休克的迹象。

2. **病因治疗**　针对休克的病因进行积极治疗，如控制出血、纠正水和电解质紊乱、抗感染等。

3. **液体复苏**　迅速建立有效的静脉通路，根据伤员的具体情况和监测指标进行液体复苏。补液应遵循"先快后慢、先盐后糖、先晶后胶、见尿补钾、适时补碱"的原则。在补液过程中，应密切监测伤员的生命体征和尿量等指标，以评估液体复苏的效果。

4. **血管活性药物的应用**　对于严重休克的伤员，可能需要使用血管活性药物来维持血压和改善微循环。但需注意药物的剂量和给药速度,避免过量使用导致的不良反应。

5. **持续监测与评估**　在休克控制过程中,应持续监测伤员的生命体征、尿量、血气分析等指标,以及时评估休克的控制效果和伤员的病情变化。

二、出血控制技术

出血是伤员最常见的并发症之一,也是导致休克和死亡的主要原因之一。出血的控制技术主要包括以下几个方面。

1. **初步止血**　对于明显出血的伤口,应立即进行初步止血处理,可使用压迫止血法、指压止血法等;对于四肢部位的出血,可使用止血带进行止血,但需注意止血带的松紧度和使用时间,避免造成肢体缺血坏死。

2. **伤口处理**　对伤口进行彻底清创,去除异物和坏死组织,以减少感染的风险。使用适当的敷料进行包扎,以固定伤口并防止进一步出血。

3. **高级止血技术**　对于难以控制的出血,可能需要使用高级止血技术,如血管结扎术、血管栓塞术等。这些技术需要由经验丰富的外科医生进行操作。

4. **输血与补液**　对于大量出血的伤员,应及时进行输血和补液治疗,以补充血容量和纠正贫血状态。但需注意输血的速度和总量,避免引起输血反应或循环超负荷。

5. **持续监测与评估**　在出血控制过程中,应持续监测伤员的生命体征、血红蛋白水平等指标,以便及时评估出血的控制效果和伤员的病情变化。

结语:休克与出血控制技术是急诊急救及重症创伤救治中的重要组成部分。通过快速评估与识别、病因治疗、液体复苏、血管活性药物的应用、初步止血、伤口处理、高级止血技术、输血与补液,以及持续监测与评估等措施,可以有效地控制休克和出血症状,提高伤员的生存率和恢复质量。

第四节　创伤伤员心肺复苏术

心肺复苏是徒手和/或使用辅助设备来抢救呼吸、心跳停止的伤员的一种急救方法,包括胸外按压、人工呼吸、电除颤,以及药物治疗等,目的是尽快使伤员恢复自主呼吸和稳定循环系统。本节所述的心肺复苏特指徒手心肺复苏。

一、心肺复苏的作用

维持生命的基本条件涵盖确保气道通畅，维持正常的呼吸及循环功能等方面。气道作为气体进出人体的重要通道，唯有保持其通畅，我们方能顺畅地进行呼吸。呼吸是机体与外界环境进行气体交换的关键过程，只有借助有效呼吸，氧气方可经由肺部顺利进入血液，而二氧化碳也能够通过呼吸道排出体外。循环包含血液与心血管系统。血液负责运输氧气和二氧化碳，由心脏和血管共同构成的心血管系统既是血液流动的动力源泉，又是其流通的通道。人体通过呼吸运动吸入氧气并呼出二氧化碳，同时依靠心脏跳动推动血液在血管中流动，以此运输氧气和二氧化碳，进而维持生命。一旦这个过程中的任何一个环节出现故障，便会对人体造成损伤。倘若发生大出血、气道异物梗阻、呼吸和心跳停止等情况，就会严重危及生命。心肺复苏则是通过胸外按压与人工呼吸促进血液流动和气体交换，使脑和心脏等关键器官获得血液供应，以便伤员能够尽快恢复心跳、呼吸及意识。

二、"黄金四分钟"

在室温环境下，一旦发生心搏骤停，大脑的血液供应便会中断。4~6分钟后，脑细胞开始出现不可逆的死亡；10分钟后，大部分脑组织会出现坏死，进而随机出现脑死亡。若不考虑其他因素影响，对于心搏骤停的伤员而言，抢救开始得越早，心肺复苏的成功率便越高。抢救时间每延迟1分钟，伤员的生存率就会降低7%~10%。救治伤员的终极目标是恢复伤员的大脑功能，也就是实现心、肺、脑复苏。所以，第一目击者在伤员发生心搏骤停后的4分钟内实施心肺复苏，能够最大程度地保护伤员的脑细胞。正因如此，伤员心搏骤停后的4分钟被称作医学抢救的"黄金四分钟"。

三、创伤伤员心肺复苏术

以下为心肺复苏的具体步骤。

1. 现场评估

（1）环境方面：务必确认现场环境是否安全，排查是否存在可见的、持续的及潜在的危险（图2-3）。

（2）第一印象：了解伤员的基本状况、伤病发生机制及伤员的具体人数。

（3）资源和支持：明确有哪些急救设备可供使用，判断是否需要其他专业救援人员前来支持。

（4）个人防护：要采取必要的防护措施，做好自身防护，防止暴露于血液及其他潜在传染物质之下。

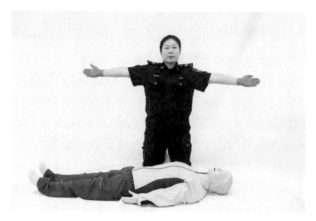

图 2-3　现场环境安全确认

2. **意识评估**　轻拍重唤,观察伤员是否有反应(图 2-4)。

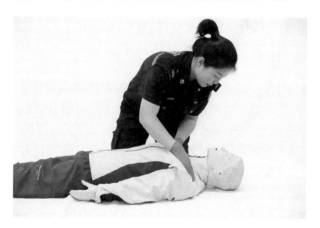

图 2-4　意识评估

3. **紧急呼救**

(1)呼叫旁人:监控人员、现场急救人员、教练团队、裁判团队一旦发现有人倒地,立即通过手台呼叫巡逻队和滑雪医生(携带急救器材)。

(2)呼叫 FOP 医疗站医疗官:报告病情,通知其他救援人员待命,提前准备急救器材、制订救治方案及转运方案。

4. **正确救治**

(1)评估呼吸:迅速判断胸腹部有无起伏,评估时间控制在 5~10 秒(图 2-5)。

(2)评估没有反应也没有呼吸(或仅有喘息),则实施颈椎制动。保持颈椎制动的状态开放气道,清理口腔内血液或呕吐物,尝试给予通气,检查脉搏的时间为 5~10 秒(图 2-6)。

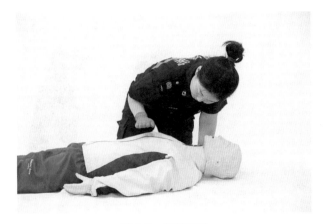

图 2-5 评估呼吸

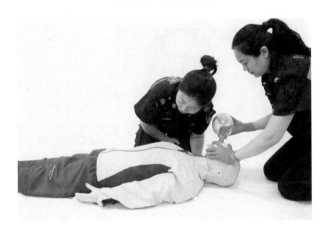

图 2-6 给予通气并检查脉搏

（3）进行高质量胸外心脏按压，如图 2-7 所示。

1）摆放体位：将伤员置于坚固的平坦表面上，将其身体姿势调整至适宜进行心肺复苏的体位。

2）按压部位：应为胸骨下半段，即两乳头连线中点处（图 2-8）。

3）按压姿势：为成年人进行胸外按压时，采用双手按压法。将一只手的掌根压在胸骨上方，另一只手的手掌沿同方向压在该手背上，两手掌根重叠，双手十指交叉相扣，尽量将手指翘起，双臂伸直，以手掌根部接触面为着力点，垂直向下匀速按压（图 2-9）。

4）按压频率：每分钟保持在 100～120 次。

5）胸廓回弹：每次按压后，务必确保胸廓完全回弹。

6）中断时间：尽量减少按压中断，每次中断时间不得超过 10 秒。

7）轮替按压：每进行 5 组心肺复苏（约 2 分钟），或者按压者感到疲劳时，

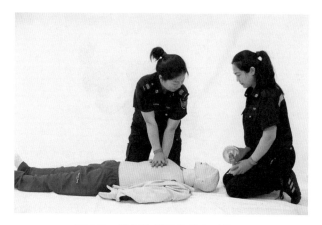

图 2-7　进行高质量胸外心脏按压

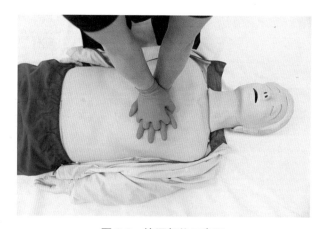

图 2-8　按压部位示意图

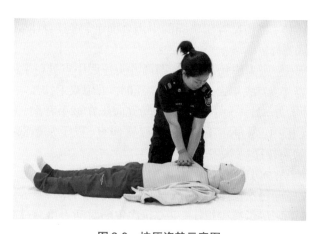

图 2-9　按压姿势示意图

应及时交换按压者,更换过程耗时不要超过 5 秒。

（4）按压通气比（单人、双人）：按照 30∶2 的按压与通气（E-C 手法）频率比进行心肺复苏循环操作（图 2-10）。

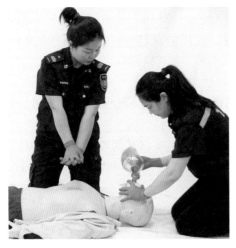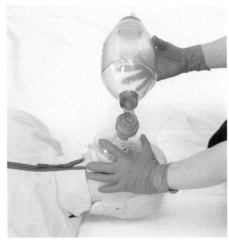

图 2-10　E-C 手法通气

5. **询问病史**　在某些情况下,现场急救措施可能需要根据特殊情况进行调整。病史采集非常重要,正确的病史有助于判断病情。施救者可以询问以下内容："发病或者受伤的经过是怎样的？""当时主要的症状、表现是什么？""既往身体是否健康？""得过哪些疾病或者做过什么手术？ 是否有冠心病、糖尿病、高血压？""最近是否使用了药物？ 使用了哪些药物？ 是否使用了胰岛素、降压药？""服用药物的种类有哪些？ 剂量是多少？ 使用之后有没有效？""是否有过敏史？ 对哪些食物、药物过敏？""是否有进食？ 进食了什么食物？"

心搏骤停的病因中,有一些是潜在可逆的。这些病因包括低血容量（如大量腹泻、呕吐、出血、烧伤）、低氧（如气道梗阻、溺水）、低/高体温（如冻僵、中暑）、低/高钾和其他电解质紊乱、血栓形成（如心肌梗死）、心脏压塞、张力性气胸、中毒（如一氧化碳中毒）等。在施救时,除了进行心肺复苏之外,施救者还可以针对这些病因采取一些特定的急救措施,如优先控制大出血、给予规定范围内的最大吸入氧浓度、复温/降温、去除或停止接触毒物/过敏原、使用肾上腺素注射笔等,这些措施有助于提高抢救成功率。所以,在不影响心肺复苏操作的前提下,在进行心肺复苏的同时,施救者可以向伤员亲属、朋友、旁观者收集病史,也可以通过环境寻找线索,或者可以在伤员身上找到有关的病历资料,以利于推断伤员可能的病因。

6. **身体检查**　在不影响心肺复苏操作的前提下,施救者可以对伤员进行快速的身体检查,以利于发现导致伤员心搏骤停的原因,有助于评估病情。在发现致命的伤情后,按照医学原则应及时对症处理。施救者对伤员进行身体检查时,应遵循"从头到脚,从上到下,两侧对比"的原则,检查伤员头、颈、胸、腹、骨盆、四肢和背部,重点检查有无致命性外伤。检查时,动作应该轻柔,避免对伤员进行过当的翻身、牵引、拉伸、压迫,以防这些动作对伤员造成二次伤害。检查时,要特别注意保护伤员脊柱,尤其是颈椎。

7. **持续评估**

(1)终止复苏:伤员出现心肺复苏的有效体征时,复检伤员的气道、呼吸、脉搏和意识。

(2)摆放合适体位:根据伤员的年龄和意识情况将其摆放至合适的体位。

(3)监测生命体征:监测伤员意识、呼吸、脉搏、血压和体温,检查大脑、气道、呼吸和循环情况。

(4)持续重点评估:关注可能变化的体征、病情,重点复查头、颈、胸、腹部,检查已明确的受伤部位和已给予的急救措施。每2分钟评估一次生命体征,检查意识、气道、呼吸和脉搏,每5分钟进行一次重点评估。在移动伤员、对伤员进行治疗后,以及当伤员病情恶化时,立即重新评估。

(5)转运和交接:施救者与急救人员交接,归还取用的急救设备。

第五节　自动体外除颤器及其使用技术

自动体外除颤器(automated external defibrillator, AED)是一种便携式的医疗设备,能够诊断特定的心律失常并给予电除颤,是抢救心搏骤停伤员的关键工具。

一、自动体外除颤器的作用

心室颤动简称"室颤"。室颤是导致心源性猝死的最主要原因之一,具有不可预知性和突发性。据统计,在非创伤性心搏骤停的患者中,有65%～85%的心搏骤停患者最初的心律表现为室颤,而治疗室颤最有效的方法是电除颤。因此,尽早实施电除颤是治疗室颤的关键。发生心搏骤停后的10分钟内,每延迟电除颤1分钟,伤员的抢救成功率就会下降7%～10%。心肺复苏和AED的早期配合使用,是抢救心搏骤停伤员最有效的手段。AED操作简单、便于携带,非医学专业人员也可使用。我们每个人都应该掌握基本的急救知识,以便在关键时刻能够挽救生命。

二、自动体外除颤器的使用步骤

1. **开机**　取出 AED，按下开机键启动设备（图 2-11）。开机后，AED 会发出语音提示，可依照语音提示进行操作（依据不同品牌，选择成人模式或儿童模式）。

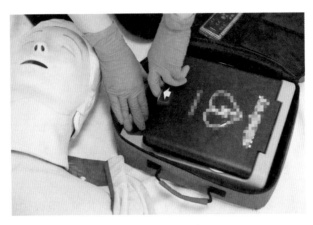

图 2-11　AED 开机

2. **连接**　不同品牌的 AED，电极片的存放位置有所差异。有些 AED 配有一个背包，电极片可能与主机一同放置在背包内；也有一些 AED，电极片与主机连接在一起；还有部分 AED，电极片收纳在主机盖子内。

3. **清洁胸部皮肤**　若伤员胸部干燥且清洁，可直接贴上电极片；若伤员胸部潮湿，第一目击者应迅速擦干伤员胸部；若伤员躺在水中，第一目击者需将伤员移至干燥处；若伤员只是躺在小水坑或者雪地里，第一目击者可不移动伤员，但要确保伤员胸部干燥；若伤员胸部毛发浓密，第一目击者应迅速用剃刀剃除毛发；若伤员胸部有药物贴片等异物，应迅速撕去药物贴片并擦拭干净胸部，然后再使用电极片；如果伤员胸部上方或腹部的皮肤下有硬块，大小约为一张纸牌的一半，这可能是一台植入式除颤器或起搏器，贴 AED 电极片时应避开此处，不可将电极片贴在植入装置上。

4. **贴电极片**　按照电极片上的图示说明，将电极片紧密贴合在伤员相应部位的暴露皮肤上。通常贴于胸骨右侧、锁骨下方，以及左胸乳头外侧、腋中线位置（图 2-12）。

若伤员右锁骨正下方有植入式除颤器或起搏器，贴电极片的位置为侧后位：一片位于左侧胸部，乳头下方，电极片一侧靠近胸骨；另一片电极片贴在背部的左侧，肩胛骨下方，靠近脊柱。

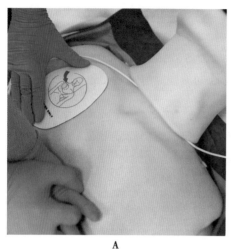 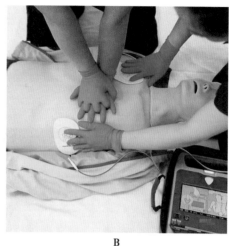

图 2-12　电极片粘贴位置示意图

A 为右侧电极片粘贴示意；B 为左侧电极片粘贴示意

对于不超过 8 岁或者体重不超过 25 公斤的儿童，电极片的位置应遵循 AED 电极片上的图示说明，通常采用前后位：一片位于前面胸部中央，两乳头连线中点；另一片位于背部中央，与前胸相对应的位置。

5. **分析心律**　电极片贴好或者连接好后，AED 会立即自动分析伤员心律（图 2-13）。此时，AED 会有类似"不要触摸伤员，正在分析心律"的语音提示。施救者本人也要远离伤员，同时巡视伤员的肢体和头部，防止其他人与伤员接触，否则会干扰仪器分析，同时大声呼喊："请大家都离开，不要碰触伤员。"

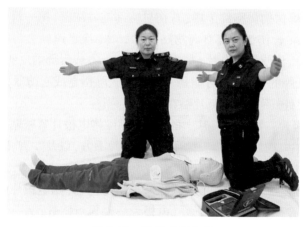

图 2-13　AED 分析心律

　　若有其他施救者,也应一同张开双臂,巡视伤员的肢体和头部,避免其他人与伤员接触,确保无任何人能接触到伤员。分析完成后,AED 会自动计算是否需要对伤员进行电除颤。

　　6. **电除颤**　如果需要电击,AED 会有类似"建议电除颤,正在充电"的语音提示。此时,AED 开始自动充电,充电过程中可继续进行胸外心脏按压,充电后会有类似"充电完成,请按放电键"的语音提示。此时,施救者必须再次确认自己和周围任何人都没有接触伤员,张开手臂,巡视伤员的肢体和头部,避免其他人与伤员接触,同时大喊:"请大家都离开。"确认无人与伤员接触后,果断按下放电键,进行电除颤(图 2-14)。

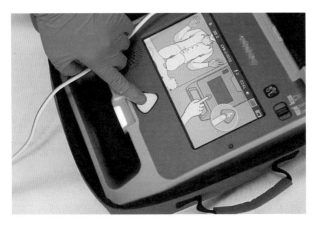

图 2-14　使用 AED 进行电除颤

　　电击完成后,若只有一名施救者,应从胸外按压这一步骤开始继续实施心肺复苏;如果有两名施救者,此时更换另一名施救者进行胸外按压。

　　如果不需要电击,伤员的心律属于不可电击心律,AED 分析不需要进行电除颤,会出现类似"不建议电除颤,如有需要,开始心肺复苏"的语音提示。此时,施救者应该立即从胸外按压这一步骤开始进行心肺复苏。如果有两名施救者,此时更换另一名施救者进行胸外按压(图 2-15)。

　　7. **持续抢救**　急救时,AED 应持续开机,不要关机,也不要撕下电极片。每隔 2 分钟,AED 会再次分析心律,此时,施救者应按照 AED 语音提示进行操作。

三、心肺复苏和电除颤的配合

　　心肺复苏时,如果附近有 AED,施救者必须尽快获得 AED。一旦 AED 到达现场,必须立即使用,不要因为实施心肺复苏而延迟除颤。

　　如果只有一名施救者发现伤员心搏骤停,应大声呼救,召集周围人员前来协助,同时迅速取得附近的 AED 设备,并在等待其他人员到来的同时,立

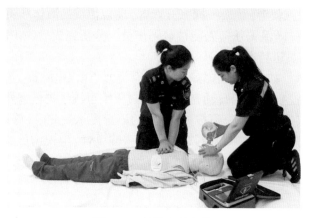

图 2-15　持续心肺复苏

即进行心肺复苏。如果有多名施救者,应该立即分工,一名施救者进行心肺复苏,另一名施救者呼叫支援并取来 AED。取来 AED 后,一名施救者继续进行心肺复苏,另一名施救者使用 AED。两名或者多名施救者可以轮替进行胸外按压和使用 AED。如果有三名及以上的施救者,可以进入团队心肺复苏模式。在此模式下,由一名施救者担任队长,对其余人进行分工,让每一名施救者都清楚自己的职责和任务。具体而言,一名施救者负责胸外按压,一名施救者负责人工呼吸,一名施救者负责管理 AED。当胸外按压者疲劳时,应在队长的有序安排下,与其他施救者进行胸外按压的交替操作。

第六节　创伤生命支持通用技术操作

一、徒手脊柱运动限制

1. **适应证**　怀疑有脊柱损伤的伤员,在设备固定完成前使用。
2. **禁忌证**　无绝对禁忌证。
3. **并发症**　因操作不当可能会对伤员造成二次伤害。
4. **操作方法及作用**

(1) 头锁:用于伤员头颈部的稳定。操作者位于伤员头部上方,采取跪姿或趴于地面,双肘置于大腿或地面稳定好自己,双手掌紧贴伤员头部两侧,手指展开,拇指按住伤员前额,示指、中指放在耳前,无名指、小指放在耳后,将伤员头部稳定于地面,注意指尖不可超过耳垂(图 2-16)。

(2) 头肩锁:用于伤员身体的翻转。操作者位于伤员头部上方,采取跪姿,向翻转侧行肩锁,肩锁侧手臂肘部置于操作者腿部,其高度应参照伤员的一侧肩宽,另一手行头锁(图 2-17)。

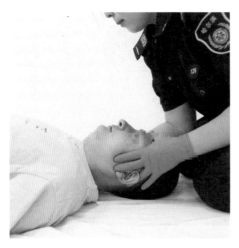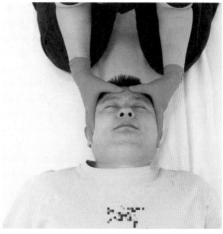

图 2-16 头锁

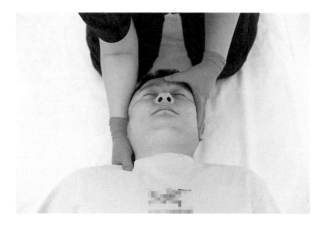

图 2-17 头肩锁

（3）双肩锁：用于伤员身体的平移。操作者位于伤员头部上方，采取跪姿，操作者夹紧双肘稳定自己，双手四指并拢分别置于伤员双侧肩部斜方肌下，拇指置于锁骨上，双前臂内侧夹紧，置于伤员耳孔的大致水平位置，以有效保持头部在水平移动中更稳定（图 2-18）。

（4）头胸锁：用于不同手锁间的过渡转换。操作者跪于伤员一侧，近伤员头侧的手肘置于大腿或地面，四指并拢与拇指分别按住伤员的前额（颞顶部），另一前臂内侧置于伤员胸骨（脊柱）上，四指并拢与拇指分别固定于颧骨（枕骨）上。注意行头胸锁时，行胸锁的手掌应悬空，不可捂住伤员口鼻（图 2-19）。

（5）胸背锁：用于站位、坐卧位、侧卧位等头颈的稳定。操作者站或跪于

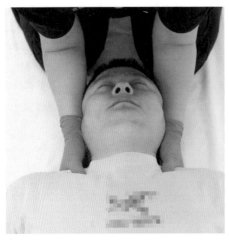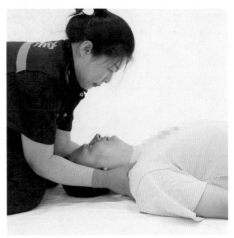

图 2-18 双肩锁

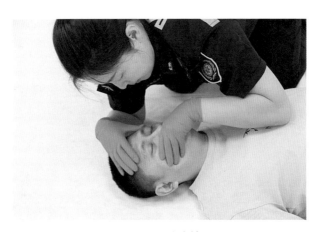

图 2-19 头胸锁

伤员一侧，双前臂夹紧伤员胸部及背部，行胸锁的手置于伤员颧骨上，手掌应悬空。行背锁的手置于伤员枕骨上。注意操作者双前臂需对称平行，不可错位（图 2-20）。

（6）变更头锁：用于伤员特殊体位下头颈的稳定。操作者位于伤员身后或身前，双臂从伤员腋下穿过，双手分别置于伤员头两侧行头锁，五指均匀分布。如伤员体格魁梧、肥胖，可嘱其将双上肢上举，以利于操作者实施（图 2-21）。

5. **注意事项**

（1）操作者需先测量并稳定自己，再两手同时接触伤员。

（2）在交换手锁的过程中，需始终有一方保持对伤员的稳定支撑，不可双方

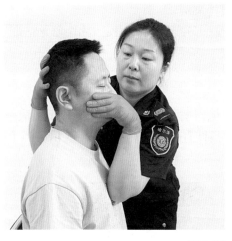
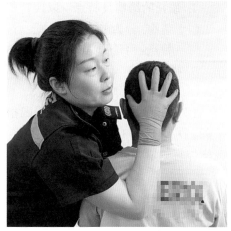

图 2-20　胸背锁

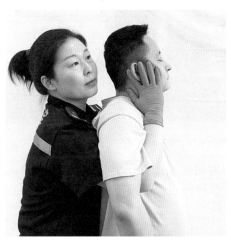
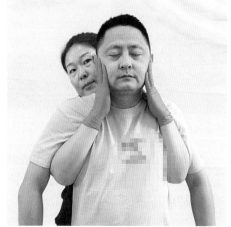

图 2-21　变更头锁

同时松开对伤员的固定,两名操作者交换前应通过口述"稳定"来确认当前状况。

（3）使用头肩锁稳定伤员时,注意肩锁侧要保证支点位于操作者腿上,高度同伤员一侧肩宽,且提前预估向侧方的移动距离。

（4）操作时手掌贴合伤员身体。

二、可调式颈托的使用

1. **适应证**　怀疑有颈椎损伤的伤员。

2. **禁忌证**　上颈托后无法妥善管理气道的伤员,头部无法调整为自然中立位的伤员。

3. **并发症**　颈托过松或过紧,造成对伤员二次伤害。

4. **颈托的结构及特点**　以四合一颈托为例。

（1）结构：分为前视窗、肩弧、后视窗；长度测量孔；固定卡扣；尼龙粘带。

（2）特点：可透过 X 射线、可调节。

5. **操作方法**

（1）测量颈部高度

1）测量手法：操作者将一手四指并拢，拇指垂直于掌心，拇指、示指成一平面，收起环指和小指（部分医生示、中指伸直时无法屈曲环指，故示、中、环三指伸直测量亦可）（图 2-22）。

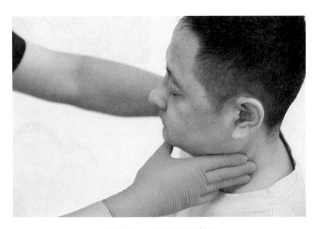

图 2-22　测量颈部高度

2）伤员取自然中立位，操作者测量时将拇指抵在伤员颏部下方，其余两指垂直于伤员身体纵轴，沿颏部延长线至斜方肌的最高点，选择对应的手指宽度即为伤员颈部高度。

（2）调整颈托

1）将颈托双侧的固定卡扣打开。

2）将测量好颈部高度的手指一侧与颈托肩弧硬质部分的下缘对齐，观察手指的另一侧与颈托哪一高度的测量孔相对应，确保手指能够将其完全覆盖，找到精确位置后方可将颈托调至该位置，并固定双侧卡扣（图 2-23）。

3）将平展的颈托向内卷曲塑形，以适应颈部弧度（图 2-24）。

（3）佩戴颈托

1）将颈托的后半部分从伤员右侧颈后缓缓滑入，使其置于颈后空隙处。

2）将颈托的肩弧部位放在伤员肩部。

3）若操作者在伤员右侧进行操作，则应将右手壶口置于颈托的前视窗处，将颈托的前半部分先向下后向上呈"V"字形抵住伤员下颌骨，四指收紧颈托的一端，另一只手贴好尼龙粘带，保持连接处为稳固的硬连接（图 2-25）。

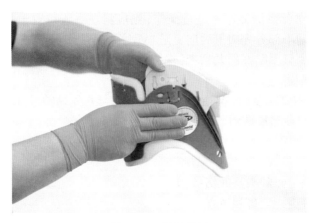

图 2-23　调整颈托

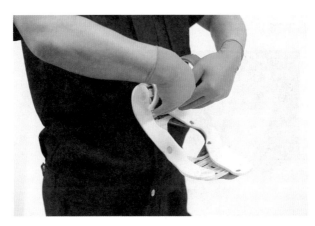

图 2-24　颈托塑形

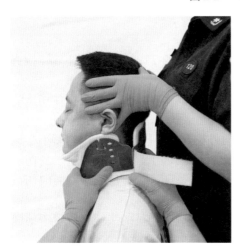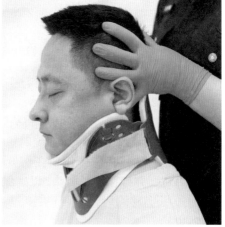

图 2-25　佩戴颈托

4）若操作者在伤员左侧进行操作，则应将左手壶口置于颈托的前视窗处，将颈托的前半部分先向下后向上呈"V"字形抵住伤员下颌骨，拇指收紧颈托的一端，另一只手贴好尼龙粘带，保持连接处为稳固的硬连接。

6. 注意事项

（1）测量颈部高度时，拇指、示指平面确保与身体纵轴垂直。

（2）遵循"谁测量谁调节，宁短勿长"的原则。

三、解除头盔

1. 适应证 佩戴头盔的伤员。

2. 头盔种类 全盔和半盔。

3. 操作方法

（1）助手在伤员的头部行头锁，双手要同时固定住头盔和伤员的下颌骨性标志位置（图 2-26）。

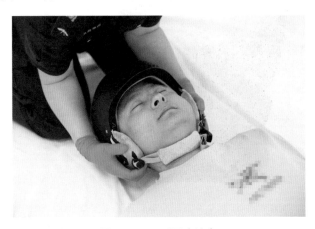

图 2-26　双手固定头盔

（2）操作者在伤员一侧，解除头盔的扣带（图 2-27），打开面部护罩，检查伤员气道、呼吸、循环情况。

（3）操作者在变更胸背锁时，应一手护住伤员的鼻骨，另一手拖住伤员的后颈部（图 2-28）。

（4）助手紧握头盔的两侧，将头盔向外拉开，上下轻轻摇动头盔，小心地将头盔移除（经过伤员鼻尖部位时一定要将头盔向上轻提，以免造成刮伤）。助手移动头盔的同时，操作者在伤员后颈部的手要随着头盔的移动而向伤员的枕部移动，并拖住伤员的头，以确保头部稳定（图 2-29）。

（5）头盔移除后，助手行头锁，与操作者一同将伤员的头缓慢放置于地面（图 2-30）。

（6）助手持续行头锁固定，操作者继续评估检查。

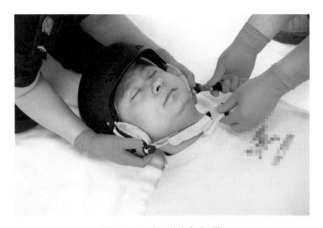

图 2-27 解除头盔扣带

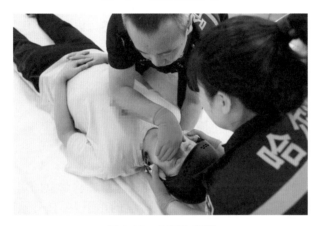

图 2-28 变更胸背锁

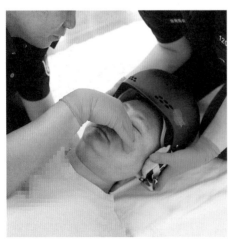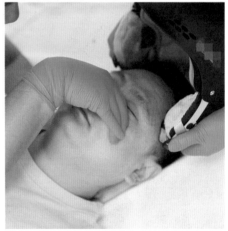

图 2-29 解除头盔

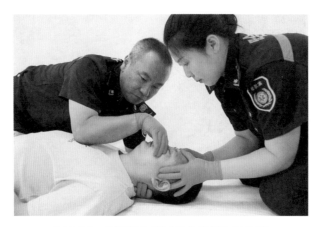

图 2-30　助手行头锁以安全放置伤员头部

4. **注意事项**　进行颜面部手锁时注意要悬腕，以免影响伤员呼吸。

四、骨盆固定带的使用

1. **适应证**　骨盆骨折，包括髂骨骨折、骨盆环骨折，尤其适用于临床常称的"开书型"骨折。

2. **操作物品**　制式骨盆固定带、床单等。

3. **操作方法**

（1）根据伤员的臀围选择合适型号的骨盆固定带。

（2）将伤员口袋里或者骨盆区域的东西去除，将骨盆固定带白色面朝上通过膝下或从腰部空隙穿过，放在伤员骨盆的正下方，使骨盆固定带的长轴中线置于股骨大转子的水平位置上（图 2-31）。

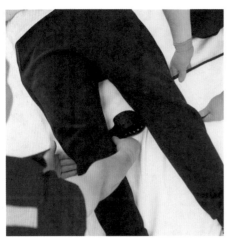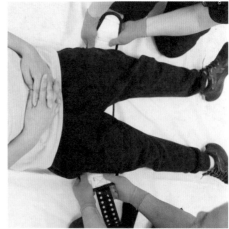

图 2-31　放置骨盆固定带

（3）将骨盆固定带的黑色带子穿过橘红色卡扣,操作者位于伤员两侧,尽量使用双膝抵住伤员髋部,保持局部稳定(图2-32)。

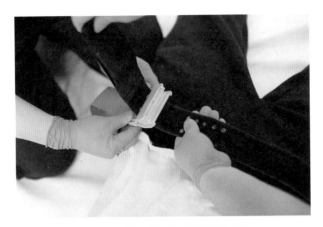

图2-32　黑色带子穿过橘红色卡扣

（4）两名操作者分别平行拉住固定带的两端(黑色、橘色)均匀用力,直至听到卡扣发出"咔哒"声后粘紧黑色带子(图2-33)。

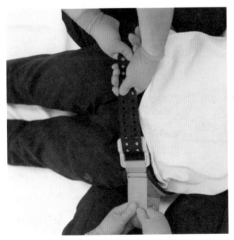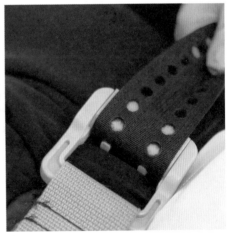

图2-33　固定骨盆固定带

4. 注意事项

（1）解除骨盆固定带时不要盲目拉扯。

（2）固定时,收紧至伤员可耐受的程度。

（3）压缩力需要应用在股骨大转子水平处,而不是在髂骨翼水平,约束固定位置"宁低勿高"。

五、铲式担架的使用

1. 适应证　适用于不能翻转的伤员（如骨盆骨折、双侧股骨骨折）。

2. 禁忌证

（1）伤员体重大于承载量。

（2）需要特殊体位的伤员：如心衰需要坐卧位或半卧位。

3. 特点

（1）可以伸缩：根据伤员的身高调节担架长短。

（2）可以分离：在不移动伤员的情况下铲入或抽出（注意安全）。

（3）可以折叠：节省空间易于收纳。

（4）可透过 X 射线。

4. 操作方法

（1）伤员取平卧位，戴好颈托，让助手行头锁。

（2）测量长度：将铲式担架放在伤员的一侧，要求其顶端框架内缘与伤员的头顶保持一拳距离，足底要在铲式担架边框内侧（图 2-34）。

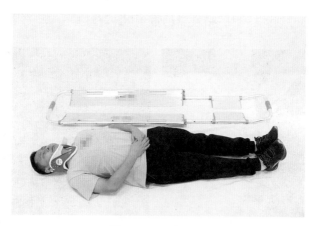

图 2-34　测量长度

（3）打开铲式担架中间部位两侧的锁扣，调整长度，锁住锁扣，推或拉铲式担架下端，直到听到"咔哒"声，确定锁扣锁死。

（4）打开两端的锁扣，使铲式担架分成两片，分别置于伤员的两侧，注意头尾端不要放错位置（图 2-35）。

（5）操作者将头端锁扣锁紧，若不能实施，操作者可行头胸锁固定伤员，助手将铲式担架的头部锁扣锁紧（图 2-36）。

（6）另一助手将尾端锁扣锁紧，在担架逐渐合拢过程中，操作者应进行协助，避免夹伤伤员。

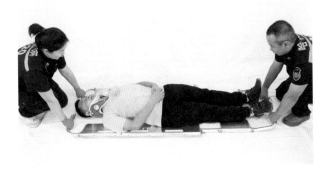

图 2-35　放置伤员

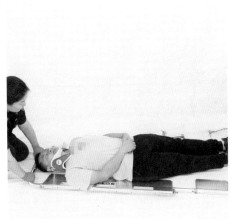
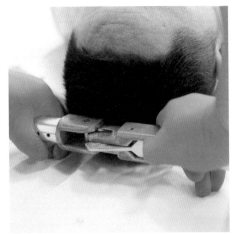

图 2-36　锁住锁扣

（7）操作者和助手利用三条约束带将伤员身体固定好。腋下一根，大腿一根，足部一根（图 2-37）。

（8）用约束带固定伤员身体后，固定伤员头部（图 2-38）。若无固定装置，可用床单等置于伤员的头部两侧，用胶带将伤员的额头及下颌部分固定住（胶带接触皮肤的部分要捏起以防止粘贴到皮肤上）。

5. **注意事项**

（1）在铲式担架的置入过程中，应尽可能多地将担架送入伤员身体下方。

（2）避免将铲式担架从伤员身体上方传递。

（3）不要将双上肢固定在约束带里面。

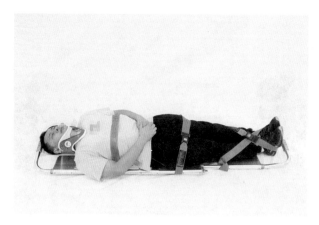

图 2-37　约束带固定伤员

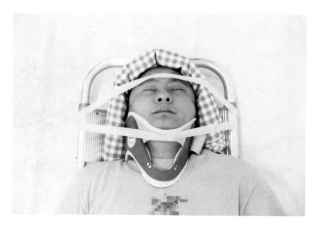

图 2-38　固定伤员头部

六、整体翻转技术

1. **适应证**　怀疑有脊柱损伤的伤员。
2. **禁忌证**　骨盆骨折及不适合翻转伤员。
3. **并发症**　因操作不当造成对伤员二次伤害。
4. **操作物品介绍**

（1）脊柱板：承重能力参见产品说明书，脊柱板两侧分别设有多个抓孔，孔内有固定针，脊柱板可漂浮于水面，可进行水上救护，可透过 X 射线。

（2）头部固定装置：分为基板、头部固定器及两条头部固定带。

1）基板通常固定在脊柱板的一端，其中间位置有一长方形的白色泡沫块，将伤员置于脊柱板上时可将其后枕部与之对齐。在基板两侧分别设有两道凹槽，用于插入头部固定器。

2）头部固定器由两片组成,应分别置于伤员头部两侧,其中间部分有孔槽,固定前应对准伤员耳孔。头部固定器的下端有一个可调节的卡扣,卡扣两端有按钮,捏住按钮即可提起卡扣,此时可调整头部固定器的位置,调整完毕后按下卡扣即可完成固定。

3）两条头部固定带分别通过伤员前额及下颌颈托处并粘贴于头部固定器上。

（3）约束带:有4对（8条）,每对带子上分别有2个挂钩、1个方扣、1个叉扣。

5. **操作方法**

（1）由一助在伤员头侧行头锁。

（2）操作者将手指立于伤员胸骨中线上（图2-39）。

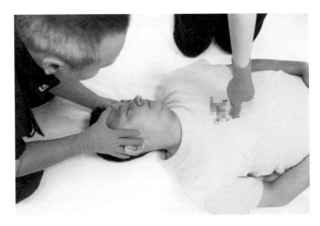

图2-39 行头锁并定位胸骨中线

（3）一助在行头锁状态下将伤员头部缓慢调整至中立位（图2-40）。

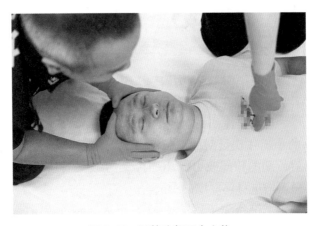

图2-40 调整头部至中立位

（4）另一助手放置颈托（图2-41）。

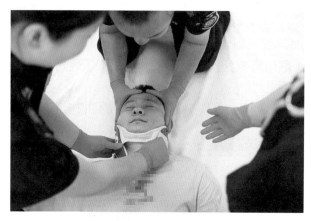

图2-41 放置颈托

（5）操作者跪在伤员翻转一侧行头胸锁，并告知稳定情况（图2-42）。

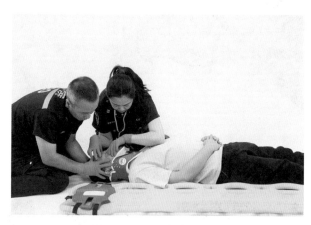

图2-42 行头胸锁使稳定

（6）一助转为头肩锁（翻转侧为肩锁），并告知稳定情况。

（7）操作者与二助跪在伤员翻转侧，操作者用靠近伤员头部的手抓住伤员对侧肩部，另一只手抓住伤员对侧的髋部，双前臂贴于伤员身体。二助用靠近伤员头部的手抓住伤员对侧的腰部，与操作者抓髋部的手臂呈交叉，另一手抓住伤员对侧腿的膝部或小腿，双前臂贴于伤员身体（图2-43）。操作者与二助双腿后撤至伤员身体厚度的距离。

（8）由一助确认准备完毕后发号施令，三人同时翻转伤员为侧卧位。操作者和二助双腿直立，将伤员身体倚靠在其上，以确保稳定（图2-44）。

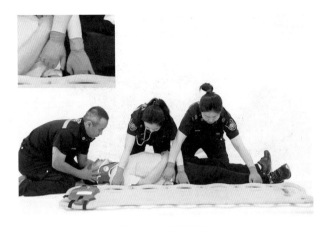

图 2-43　翻转准备

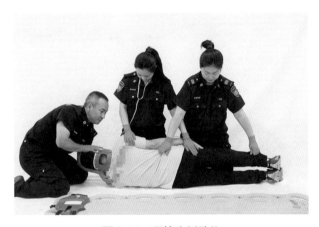

图 2-44　翻转为侧卧位

（9）操作者用抓住髋部的手的前臂将伤员的躯干稳定，另一只手方可松开，检查伤员背部、脊柱情况（图 2-45）。

（10）操作者及二助将脊柱板拉近并使其贴紧伤员身体，一助调整好脊柱板上下位置，基板卡槽对准耳孔，双手归位（图 2-46）。

（11）由一助确认准备完毕后发号施令，三人同时将伤员放平于脊柱板上。

（12）操作者行头胸锁，告知稳定后一助转换为双肩锁。

（13）由一助确认需要平移的距离，并告知操作者与二助。

（14）操作者与二助分别双前臂交叉，双手紧握靠近身体侧脊柱板的抓孔，由一助发令，操作者与二助同时用手肘平推伤员至脊柱板上（图 2-47）。

（15）操作者观察伤员耳孔是否对齐于基板的凹槽处，是否需要上下移动，并告知一助、二助（需演示上下移动方法）。

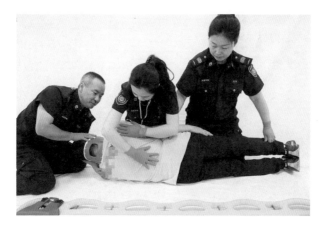

图 2-45　检查背部、脊柱

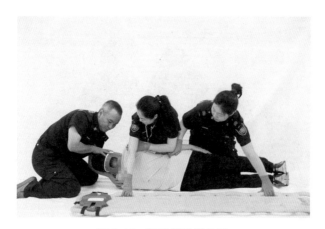

图 2-46　调整脊柱板位置

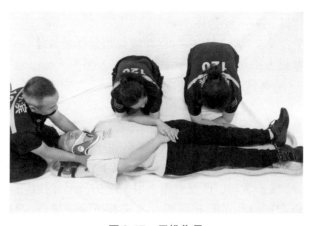

图 2-47　平推伤员

（16）操作者与二助分别位于伤员身体两侧，上移时用顶肩推腋法（一手扶在伤员肩部，一手扶在伤员腋下），下移时用推肩抓板法（一手向下推患者肩部，另一只手抓住脊柱板，防止脊柱板移位），由一助下令上移或下移，操作者与二助同时用力将伤员移至到位。

（17）操作者行头胸锁，告知稳定后，一助转换为头锁。

（18）操作者及二助上约束带，首先完成胸部交叉约束，优先选择 1、2 固定针固定，如有伤情避开。约束带方扣置于腋前线，不要横跨女性乳房。第三条约束带固定在髋部附近，由操作者收紧。操作者与一助完成头部固定器放置。二助完成第四条约束带 8 字固定，注意方扣应放置在伤员足部侧面（图 2-48）。当伤员身体高于脊柱板时打一字固定。

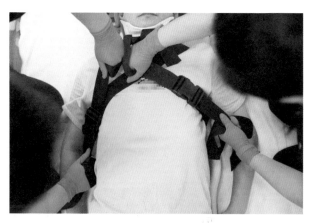

图 2-48　上约束带

（19）操作者将头部固定器分别插入伤员头部两侧卡槽内，操作者行头胸锁，告知稳定后，由一助调整位置使孔槽与耳孔对齐，两手同时向内推，按下卡扣（图 2-49）。

（20）一助分别将两条头部固定带通过伤员的前额及下颌处粘贴至头部固定器上。二助负责手部约束。

（21）最终由操作者检查约束带的松紧度，活动度不可超过 2 厘米。

（22）注意伤员保暖。

（23）准备转运（图 2-50）。

6. **注意事项**

（1）约束带需避开伤处、腹部和膝关节。

（2）脚部约束带的卡扣不可放在足底。

（3）不可将长出的约束带整理后置于约束带与伤员身体之间。

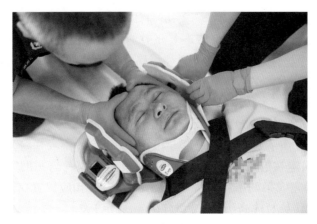

图 2-49　安装头部固定器

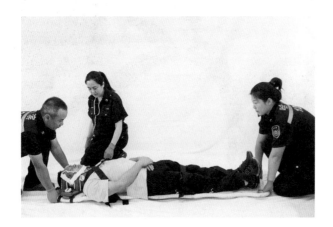

图 2-50　准备转运

第三章　各部位创伤救援技术

第一节　颅脑及颌面部创伤

一、概述

创伤性脑损伤是复合型创伤致残和死亡的主要原因。颅脑损伤占所有外伤死亡的 25%，滑雪运动员在滑雪过程中正确佩戴头盔有助于减少颅脑损伤的发生。滑雪医生可能会遇到不同严重程度的颅脑损伤伤员，快速有效地识别出伤员是否需要紧急救援，并以此决策将伤员转送至运动员医疗站或紧急送往定点医院，能明显改善伤员的预后。

颌面部创伤在滑雪运动中发生概率较低，但由于滑雪速度较快，且雪道上可能存在各种不可预见的情况，比如滑雪者在摔倒或与其他滑雪者相撞时，面部容易受到撞击，导致颌面部骨折、颞下颌关节脱位、急性牙脱位或折断、脱落牙齿的误吸等情况。

二、损伤机制

滑雪运动导致的颅脑及颌面部创伤均为机械损伤，主要涉及以下几种情况。

1. 在滑雪过程中，由于速度较快，运动员可能直接撞击雪道上的致伤物，导致颅脑及颌面部创伤。

2. 摔倒时，头或面部可能直接撞击地面，造成颅脑及颌面部创伤。

3. 高速滑行中亦可能与他人发生碰撞，导致颅脑及颌面部创伤。

这种机械损伤可能导致颅骨骨折、颌面部骨折、开放性颅脑损伤、头皮损伤、颌面部皮肤裂伤。伤员在高速运动中头部受外力作用突然停止，脑组织与颅骨发生相对位移，可引起着力处对侧脑组织发生对冲伤，颅内血肿，进而导致脑组织受压，发生进一步损伤，甚至诱发脑疝危及生命。

三、局部检查

（一）颅脑检查

由于颅脑损伤类型或出血部位的诊断需要借助 CT 等影像学技术的辅助，

所以滑雪医生无法在雪道上对伤员做到准确评估。颅脑检查具有特殊性,尚不能归纳出一套普遍适用任何情况的神经系统查体方法,故通过以下方面表现做出存在颅脑损伤的判断。

1. 检查伤员是否存在意识改变,如嗜睡、昏睡甚至昏迷,一些伤员伤后早期意识改变轻微,但随着病情进展可能逐渐加重,所以需要连续观察伤员的意识状态。

2. 检查是否出现头痛、呕吐、视神经乳头水肿,此为颅内压增高的三主征,如出现则提示有颅脑损伤的可能。

3. 检查瞳孔大小及对光反射是否有变化,评估视神经及脑干动眼神经核的状态,是现场及转运过程中判断伤员颅脑损伤病情变化的重要指标。

4. 检查伤员是否出现相应的神经功能障碍或体征。如运动区损伤,出现对侧肢体瘫痪;枕叶损伤常可出现视野缺损;言语中枢损伤出现失语;但额叶和颞叶前端的损伤可无明显神经功能障碍。

(二)颌面部检查

1. 观察并按压面部,是否存在畸形及摩擦感。

2. 检查伤员张口情况,以及是否有颞下颌关节脱位。

3. 检查伤员牙齿情况,以及是否有牙齿脱位。

4. 特别注意下颌骨骨折、舌后坠、骨折或相关情况引起的舌后坠,避免因此造成窒息。

5. 对于昏迷伤员,应注意口腔是否有出血及分泌物,防止误吸或窒息。

四、现场救援

(一)颅脑损伤的伤员

做出快速病情评估并预防继发性颅脑损伤发生在现场救援当中是非常重要的。

1. 保持呼吸道通畅、提供充足的氧气。颅脑损伤伤员不能耐受缺氧,通过监测血氧饱和度,维持动脉血氧饱和度不低于90%。

2. 颅脑损伤伤员易出现呕吐,严密监测运动受限的伤员,及时从口咽部吸出呕吐物。

3. 在病情允许的情况下,升高伤员的头部约30°来减低颅内压。

4. 对于情绪焦虑易怒的伤员不耐受束缚及通气设备,会引起颅内压升高和增加颈椎进一步损伤的风险,此种情况尽可能安抚伤员,必要时可给予合适的镇静药,如适当剂量的苯二氮䓬类药物在不降低血压的情况下,能够镇静且预防癫痫的发作。

（二）颌面损伤的伤员

1. **窒息** 是颌面部损伤伤员最严重的并发症。雪道救援的关键在于及早地发现和及时处理，如已出现呼吸困难，应快速清除口鼻腔及咽喉部的异物，将后坠的舌牵出，插入口咽通道，给予球囊面罩吸氧，保持呼吸道通畅，立即转运至运动员医疗站。

2. **颌面部皮肤裂伤** 使用无菌纱布覆盖，绷带加压包扎。常规采用十字交叉法和单眼包扎法进行加压包扎止血。

3. **颞下颌关节脱位** 在雪道上不做颞下颌关节复位，应立即转运至运动员医疗站，再手法复位颞下颌关节，复位后同样使用十字交叉法包扎使关节制动。

4. **牙脱位和牙折断** 如果脱位牙或折断牙存留于口内，应将其取出并妥善保存。在雪道上只做压迫止血（嘱伤员紧咬无菌棉球于脱位或折断创面处）。将伤员转运至运动员医疗站后，将脱位牙置于原位，折断牙择期修复。

5. **颌面部骨折** 在雪道上不做复位处置。如有伤口，给予消毒、包扎处置。

结语： 滑雪比赛中一旦发生颅脑损伤，应特别关注，因为它是导致滑雪者死亡的主要原因。需密切观察伤员循环呼吸状态，必要时应立即进行高级气道建立和生命支持。

第二节 脊柱、脊髓创伤

一、概述

滑雪运动的魅力在于高速滑行和动作挑战，运动与风险伴行，运动损伤也常有发生。脊柱、脊髓损伤相对于其他部位损伤的发生概率较低，但脊柱损伤往往对脊柱的稳定性产生严重的破坏，伤情严重复杂，多发伤、复合伤较多，并发症多，常合并脊髓损伤或马尾神经损伤，预后差，导致灾难性的后果，严重者可能造成终身残疾或危及生命。如滑雪医生不能及时识别脊柱、脊髓损伤，对合并脊柱、脊髓损伤的伤员进行不适当的急救搬运等操作，很可能造成二次损伤，严重者可能造成伤员的截瘫，甚至呼吸抑制等。因此滑雪医生在救助雪场伤员需高度警惕合并脊柱、脊髓损伤的情形，以免造成不可挽救的后果。

二、损伤机制

1. **过伸** 伤员在接触雪场地面时头部或颈部过度向后运动。
2. **过屈** 伤员在接触雪场地面时头部或颈部过度向前运动。

3. **压缩**　伤员在接触雪场地面时头部或下半身的负荷通过力的传导作用转移至颈部或躯干。

4. **旋转**　伤员在接触雪场地面时头颈部或躯干过度旋转,脊柱的一端与另一端反向转动。

5. **侧方应力**　伤员在接触雪场地面时侧方力量直接作用于脊柱上,即作用于脊柱的侧方剪切力。

三、局部检查

滑雪医生可以通过运动、感觉、共济和反射功能来初步评估伤员脊髓功能的完整性,检查伤员如有感觉障碍,可通过感觉平面判断脊髓损伤的水平。同时脊髓包含自主神经系统,自主神经系统参与支配和调节心率、血管张力和皮肤血流量,这一部分脊髓功能受损可能会导致脊髓休克。

(一)脊柱局部检查的步骤

1. 在对伤员头部损伤情况进行局部检查之后,需要进行颈部的局部检查,评估颈部有无颈静脉怒张、气管偏移及颈部疼痛。

2. 对伤员四肢的局部检查中四肢的感觉和运动情况也可以反映出伤员的脊柱、脊髓损伤情况,如伤员四肢感觉、运动异常,滑雪医生应警惕伤员是否合并脊柱、脊髓损伤。

3. 在完成四肢的局部检查后,滑雪医生需对伤员进行整体翻转并进行背部的局部检查,评估伤员背部是否有明显外伤、出血、畸形及压痛(图 3-1)。

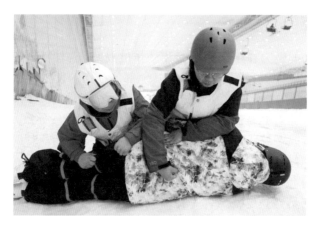

图 3-1　背部检查

(二)脊柱局部检查注意事项

在局部检查过程中出现以下体征应高度警惕伤员是否合并脊柱、脊髓损伤。

1. 伤员主诉为"躯干背部疼痛""感觉麻木或刺痛"或"无法活动或力量差"等。

2. 活动背部或脊柱时出现疼痛。

3. 明显的背部或脊柱畸形。

4. 背部或脊柱活动受限。

5. 感觉功能丧失。

6. 肌肉无力或松弛。

7. 大小便失禁。

8. 阴茎异常勃起。

9. 出现神经源性休克，即动脉阻力调节功能严重障碍，血管张力丧失，引起血管扩张，导致周围血管阻力降低，发生有效血容量减少性休克。多见于严重创伤、剧烈疼痛（胸腔、腹腔或心包穿刺等）刺激，以及高位脊髓麻醉或损伤。

四、现场救援

滑雪运动导致的损伤大多为高能量损伤，脊柱、脊髓损伤是其中预后相对较差的损伤之一，因此限制伤员脊柱活动是十分必要的。滑雪医生抵达雪场事故现场对伤员进行现场评估、伤员检查及现场救援时应嘱咐伤员不要随意扭动头部及躯干部，同时滑雪医生需将伤员头颈部及躯干部摆放或保持在中立位，以免造成二次损伤（图3-2）。

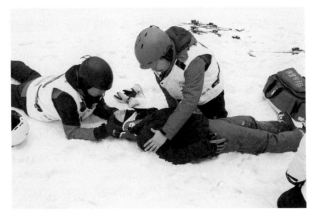

图3-2　保持伤员脊柱在中立位

将脊柱、脊髓损伤伤员从雪场事故现场运送至救助站的急救搬运方式至关重要，常规救助方式（一人抬腋下，一人抬脚或搂抱等）十分危险，这些方法会增加脊柱的弯曲，可能将已经发生骨折的椎体骨片挤压入椎管内，加重脊髓或神经根的损伤。正确方法是采用脊柱板进行转运。滑雪医生最常采用整体翻转法将伤员转移至脊柱板上。整体翻转需由三名及以上人员完成，将伤员脊柱与头部和骨盆作为一个整体进行翻转或移动，由位于伤员头部的滑雪医生进行指挥，将伤员翻向健侧，脊柱板置于伤员身下，然后将伤员进行翻转并移动至脊柱板即结束。（整体翻转技术详见第二章第六节）

1. 对于颈部疼痛的伤员，滑雪医生需要应用颈托联合头部固定器限制颈部活动（图3-3）。在临时转运颈椎外伤的伤员时，滑雪医生应注意提示伤员尽可能减少颈椎活动。佩戴颈托时注意避免佩戴过紧，若佩戴过紧可能会影响气道的通畅性，导致颅内压增高并影响流向脑部的血液流量。（颈托的使用流程详见第二章第六节）

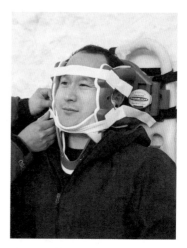

图3-3　颈托与头部固定器的应用

2. 对于单纯胸背部疼痛的雪场伤员，滑雪医生可依照伤员最舒适的体位摆放伤员，即可进行下一步处置，不必一味追求将所有伤员安置于仰卧位，如伤员有胸椎损伤，并仰卧于硬脊柱板上可能会导致皮肤破损，除此之外，仰卧位还可能增加误吸的风险。

3. 对于单纯腰背部疼痛的雪场伤员，应将伤员安置于脊柱板或真空担架上，并对骨盆使用约束带或其他约束装置约束，使其保持稳定。

注意在转运过程中应选择舒适牢固且有良好摩擦力的装置，比如真空担架或在脊柱板上铺设衬垫。

结语：脊柱、脊髓损伤是一种灾难性的创伤，不适当的评估、急救搬运、转运等均有可能造成脊柱，甚至脊髓或脊神经根的二次损伤，因此对于高度怀疑脊柱、脊髓损伤的伤员，滑雪医生应予以高度重视，并严格施行脊柱运动限制。脊柱运动限制不仅是简单的设备的应用，而是包含伤员的配合、设备的应用、滑雪医生适当的干预措施等一系列流程。

第三节　骨盆及四肢创伤

一、概述

滑雪运动由于其运动速度快、地形复杂及不可预见的碰撞等因素，常导致运动员发生滑雪创伤，其中四肢创伤最为常见，骨盆创伤相对较少。滑雪导致的骨盆及四肢创伤包括骨折、脱位、扭伤、拉伤、开放性伤口等。这些创伤主要由撞击、扭转、坠落等高能量冲击所致,多为闭合性损伤。

骨盆为环状结构,稳定性好,故滑雪运动很少导致骨盆骨折,一旦发生骨盆骨折,提示伤情较重,常合并其他损伤,出血量较大,可引发失血性休克,危及生命。

滑雪运动中,四肢创伤的常见部位包括膝部、肩部、前臂及大腿等。救援现场需迅速完成局部检查,以判断伤情,并同时关注是否并发神经血管损伤,以避免因漏诊造成损伤加重或医源性损伤。

二、损伤机制

1. **直接暴力** 暴力直接作用于受伤部位常导致骨折,伴有不同程度的软组织损伤。如坠落、碰撞或跌倒等高能量冲击时,肩部、上臂、前臂、手腕、大腿、膝部等部位均易发生骨折。

2. **间接暴力** 间接暴力是力量通过传导、杠杆、旋转和肌收缩使肢体远端因作用力和反作用力的关系导致骨折。跌倒时,上肢与地面接触,力量向上传导,以手掌撑地可能致桡骨远端或锁骨骨折,如上肢处于伸展或扭曲状态,肱骨可能承受过度应力而发生骨折。跌倒时,肢体受到旋转作用力可能导致尺桡骨、胫腓骨骨折。跪倒时,股四头肌猛烈收缩,可能导致髌骨骨折。高处坠落时的垂直剪切力可能导致髂骨、骶髂关节或骶骨移位。

3. **疲劳性骨折** 也可称为应力性骨折。长期、反复、轻微的直接或间接损伤可致肢体某一特定部位骨折,滑雪比赛中因剧烈活动导致骨折加重。

三、局部检查

(一)骨盆检查

1. 垂直按压髂嵴和耻骨。若触诊有压痛、骨擦感或不稳定,则提示骨盆骨折。

2. 先进行骨盆挤压试验检查。双手将两侧髂嵴向中线挤压,如出现疼痛为骨盆挤压试验阳性,提示骨盆骨折(图3-4)。注意不应过度压迫骨盆,以免加重损伤。骨盆挤压试验结果为阳性,则不需要继续做骨盆分离试验。

3. 再进行骨盆分离试验检查。双手交叉同时向外撑开两侧髂嵴,使骨盆前环产生分离趋势,如出现疼痛即为骨盆分离试验阳性,提示骨盆骨折(图3-5)。

(二)肩部检查

按压锁骨、肩峰、肱骨近端,活动肩关节,如有压痛、畸形、骨擦感、反常活动,提示相应部位可能发生骨折(图3-6)。伤员锁骨骨折时,可用健侧手托

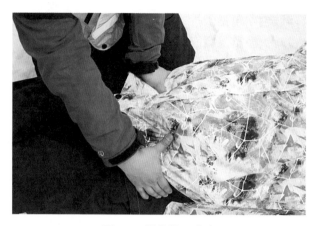

图 3-4　骨盆挤压试验

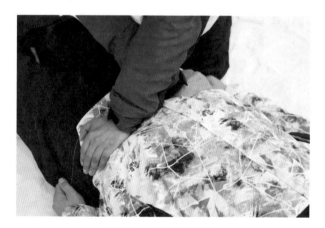

图 3-5　骨盆分离试验

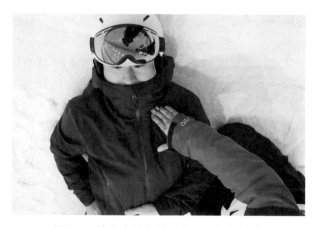

图 3-6　检查肩部有无压痛、畸形、骨擦感

扶患侧肘部,以减轻上肢重量对骨折部位的牵拉痛。

伤员仰卧位时无法检查肩胛骨,待整体翻转伤员检查腰背部损伤时,按压肩胛骨区,如有压痛、骨擦感,提示肩胛骨骨折。

检查肩关节,肩胛盂处有无空虚感,有无方肩畸形。如出现杜加斯征(Dugas征)阳性(患侧肘部紧贴于胸壁时,手掌不能搭在健侧肩部,或患侧手掌搭在健侧肩部时,患侧肘部无法贴近胸壁,见图3-7),提示肩关节脱位。

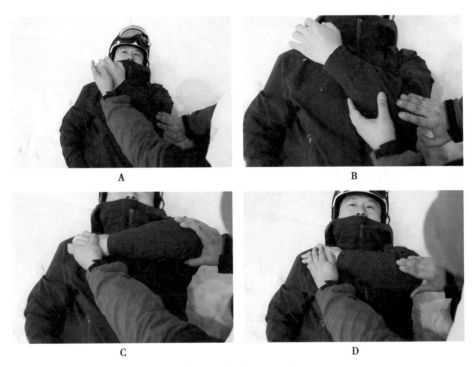

图 3-7　检查 Dugas 征

A—患侧肘部紧贴于胸壁;B—手掌不能搭在健侧肩部;C—患侧手掌搭在健侧肩部;D—患侧肘部无法贴近胸壁

(三)上臂检查

按压、活动伤员上臂,如有压痛、畸形、骨擦感、反常活动,提示肱骨骨折(图3-8、图3-9)。

肱骨远端骨折可能导致桡神经和肱动脉损伤。为判断桡神经和桡动脉是否损伤,需要检查腕关节,如有背伸功能障碍,提示桡神经损伤;检查腕部桡动脉搏动,如有减弱或消失,则提示肱动脉损伤(图3-10)。

(四)肘部检查

按压、活动肘关节,如有压痛、畸形、骨擦感、反常活动,则提示可能存在

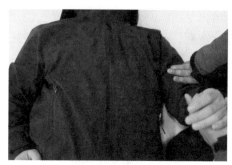

图 3-8 检查上臂有无压痛、畸形、骨擦感

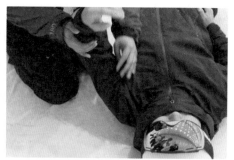

图 3-9 检查上臂有无反常活动

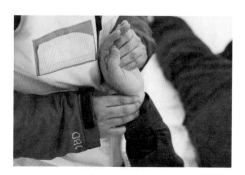

图 3-10 检查腕部桡动脉搏动

肱骨髁上骨折、肱骨髁间骨折、肱骨内髁骨折、肱骨外髁骨折、尺骨鹰嘴骨折、桡骨头骨折(图 3-11)。

活动肘关节,如发现关节屈伸活动受限,出现肘内翻或肘外翻畸形,失去正常的肘后三角关系,则提示肘关节脱位(图 3-12)。

(五)前臂检查

按压、活动前臂,如有压痛、骨擦感、骨擦音、畸形、反常活动、前臂旋转障碍,提示可能存在尺骨骨折、桡骨骨折、尺桡骨双骨折(图 3-13)。

(六)腕、手部检查

按压、活动腕部、手掌和手指,如有压痛、骨擦感、畸形、反常活动,提示腕骨骨折、掌骨骨折、指骨骨折(图 3-14)。

(七)髋部检查

按压腹股沟中点(图 3-15)、叩击大粗隆(图 3-16)、活动髋关节(图 3-17),

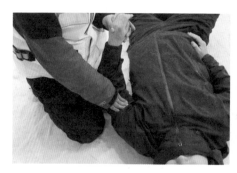

图 3-11 检查肘部有无压痛、畸形、骨擦感

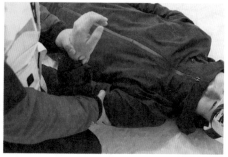

图 3-12 检查肘部有无反常活动

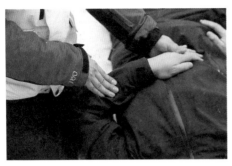

图 3-13　检查前臂有无压痛、骨擦感、畸形

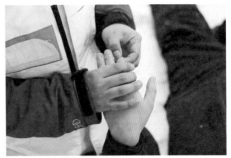

图 3-14　检查手指有无压痛、骨擦感、畸形、反常活动

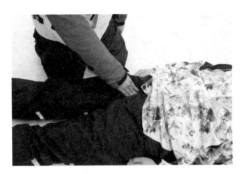

图 3-15　检查腹股沟中点有无压痛

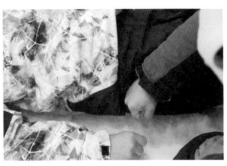

图 3-16　检查大粗隆有无叩击痛

如有压痛、轴向叩击痛、骨擦感、肢体短缩、外旋畸形、反常活动,提示股骨颈骨折、股骨转子间骨折、股骨大转子骨折或股骨小转子骨折。

进行触诊时,若发现大转子位置上移和臀后部隆起的股骨头,且下肢呈屈曲、短缩、内收、内旋畸形,则提示髋关节后脱位。

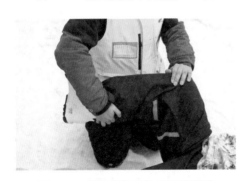

图 3-17　检查髋关节有无反常活动

（八）大腿检查

按压、活动伤员大腿,如有压痛、叩击痛、畸形、骨擦感、反常活动,提示股骨干骨折(图 3-18、图 3-19)。

股骨骨折有时出血量较多,尤其双侧股骨干骨折时,注意关注休克体征。

（九）膝部检查

按压、活动膝关节,如有压痛、骨擦感、反常活动,提示股骨远端骨折、胫骨平台骨折、髌骨骨折、膝关节脱位(图 3-20、图 3-21)。若仅有压痛及膝关节强迫体位(或伸直或屈曲),则提示韧带损伤、半月板损伤。

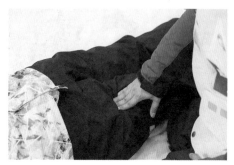

图 3-18　检查大腿有无压痛、叩击痛、畸形、骨擦感

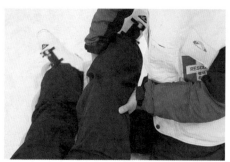

图 3-19　检查大腿有无反常活动

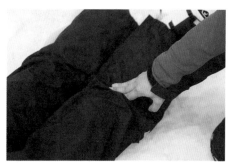

图 3-20　检查膝关节有无压痛、骨擦感

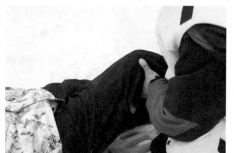

图 3-21　检查膝关节有无反常活动

（十）小腿检查

按压、活动伤员小腿，如有压痛、畸形、骨擦感、反常活动，提示胫骨骨折、腓骨骨折（图 3-22）；若小腿短缩、成角畸形，则提示胫腓骨双骨折。

（十一）踝部、足检查

由于雪道上脱除伤员滑雪鞋费力，无法在救援现场检查踝部、足压痛。有滑雪鞋的固定和保护，单板伤员如有足踝部疼痛，提示踝部骨折和韧带撕裂。

四、现场救援

（一）骨盆创伤

骨盆骨折的固定方法：骨盆固

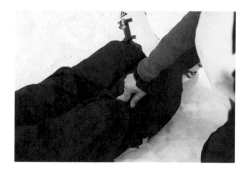

图 3-22　检查小腿有无压痛、畸形、骨擦感

定带能有效固定骨盆（操作方法详见第二章第六节），将其从伤员后方绕至前方，覆盖股骨大转子，将压力集中在伤员臀部水平而非髂骨翼水平，慢慢施加力量拉紧，注意避免过度用力（图 3-23）。

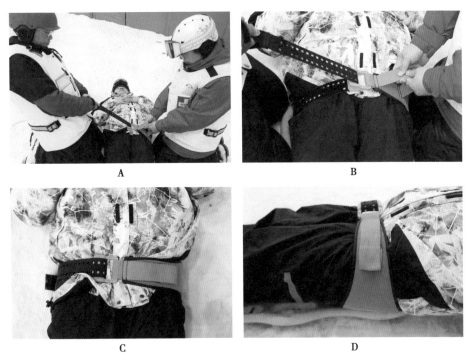

图 3-23　骨盆固定带操作方法

A—骨盆固定带从伤员后方绕至前方；B—慢慢施加力量牵拉；C—拉紧时避免过度用力；D—固定位置在伤员臀部附近

　　若缺少骨盆固定带，可使用保温毯作为替代进行固定。并用绷带将伤员双足内旋并固定在一起，以有助于稳定骨盆。

　　使用铲式担架将伤员固定（图 3-24）。然后将伤员转移至脊柱板上（图 3-25），进一步妥善固定（操作方法详见第二章第六节）。

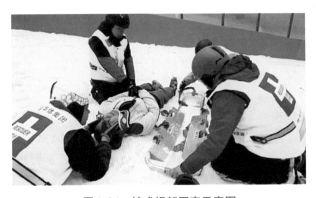

图 3-24　铲式担架固定示意图

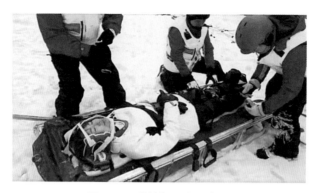

图 3-25　脊柱板固定示意图

(二)肩部创伤

肩部骨折,包括锁骨骨折、肩胛骨骨折、肱骨近端骨折,均可使用三角巾悬吊法固定。

三角巾悬吊法:可使用三角巾将伤员的上肢悬吊并固定于胸前,以减少对肱骨近端或锁骨骨折部位的牵拉,也适用于肩关节脱位的固定。

具体操作方法:准备两条三角巾,第一条三角巾制作吊带吊在颈部,将患肢屈肘 90°,放于胸前吊带中。第二条三角巾在患侧腋下绕过患肢上臂,从健侧腋前绕到背部,在健侧肩上打结。将患肢与躯干固定在一起(图 3-26)。

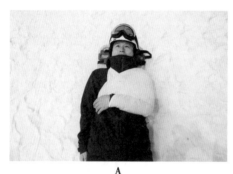
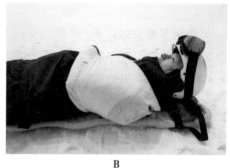

A   B

图 3-26　三角巾悬吊法固定示意图
A—正面观;B—侧面观

(三)上臂创伤

肱骨骨折的夹板固定法:使用两块软质夹板(如 SAM 夹板),一块置于上臂外侧,夹板长度超过肩关节、肘关节;另一块置于上臂内侧,夹板长度超过肘关节。用绷带将夹板与上肢固定,注意松紧适度,以免影响血液循环(图 3-27)。

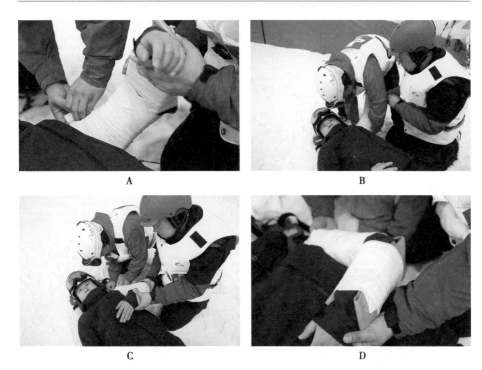

图 3-27 肱骨骨折的夹板固定法

A—助手施加牵引；B—用绷带将夹板与上肢固定；C—夹板长度超过肩、肘关节；D—注意松紧适度

　　肘关节可选择屈曲或伸直位固定。

　　若屈肘位夹板固定后，可使用三角巾或绷带将伤肢悬吊于胸前（图 3-28）。

　　若伸直位夹板固定后，可使用三角巾或绷带将伤肢伸直位与躯干固定在一起（图 3-29）。

（四）肘部创伤

　　肘部骨折可能为肱骨髁上骨折、肱骨髁间骨折、肱骨内髁骨折、肱骨外髁

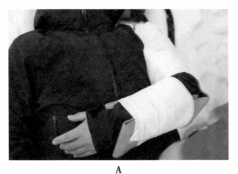

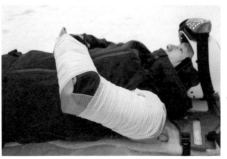

A　　　　　　　　　　　　　　　　　B

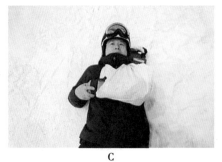
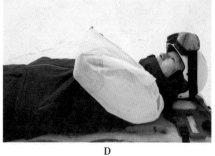

图 3-28　肱骨骨折屈肘位夹板固定法

A—夹板长度超过肩、肘关节；B—屈肘 90° 位固定；C—三角巾悬吊正面观；D—三角巾悬吊侧面观

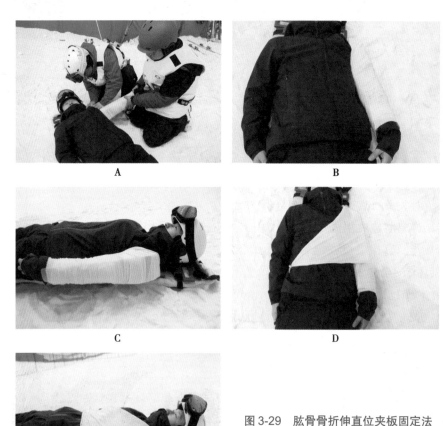

图 3-29　肱骨骨折伸直位夹板固定法

A—助手施加牵引；B—夹板长度超过肩、肘关节；C—肘关节伸直位固定；D—三角巾捆绑固定正面观；E—三角巾捆绑固定侧面观

骨折、尺骨鹰嘴骨折、桡骨小头骨折,均可使用绷带夹板固定。

肘部骨折的夹板固定法:使用两块 SAM 夹板,一块置于上肢掌侧,另一块置于上肢背侧,跨越肘关节。夹板长度应超过肩关节、腕关节。

肘部骨折可采用屈肘 90° 位固定,屈肘位夹板固定后,可使用三角巾或绷带将伤肢悬吊于胸前(图 3-30)。

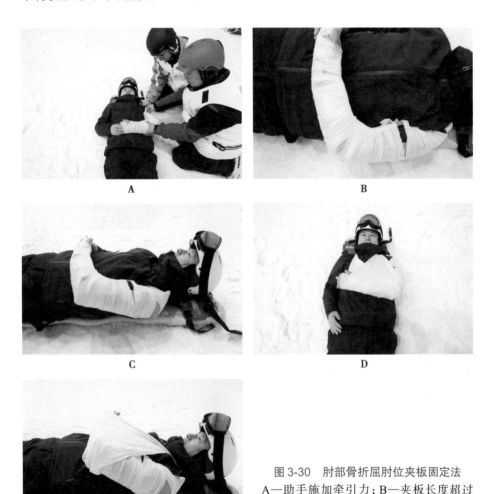

图 3-30　肘部骨折屈肘位夹板固定法
A—助手施加牵引力;B—夹板长度超过肩、腕关节;C—屈肘 90° 位固定;D—三角巾悬吊正面观;E—三角巾悬吊侧面观

但如为伸直型肱骨髁上骨折,强行屈肘时,有加重肱动脉损伤风险,可选择肘关节伸直位固定。伸直位夹板固定后,可使用三角巾或绷带将伤肢伸直位与躯干固定在一起(图 3-31)。

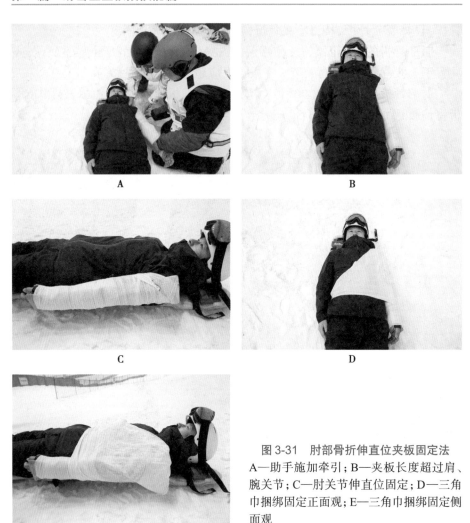

图 3-31 肘部骨折伸直位夹板固定法
A—助手施加牵引;B—夹板长度超过肩、腕关节;C—肘关节伸直位固定;D—三角巾捆绑固定正面观;E—三角巾捆绑固定侧面观

(五)前臂创伤

前臂骨折可能为尺骨骨折、桡骨骨折、尺桡骨双骨折。

前臂骨折的夹板固定法:将两块 SAM 夹板分别置于前臂的掌侧和背侧,夹板长度应超过肘关节和腕关节,用绷带将夹板与上肢固定。前臂骨折可采用屈肘位固定,若屈肘 90° 位夹板固定后,可使用三角巾或绷带将伤肢悬吊于胸前(图 3-32)。

若伤员屈肘困难时,可伸直位夹板固定,使用三角巾或绷带将伤肢伸直位与躯干固定在一起(图 3-33)。

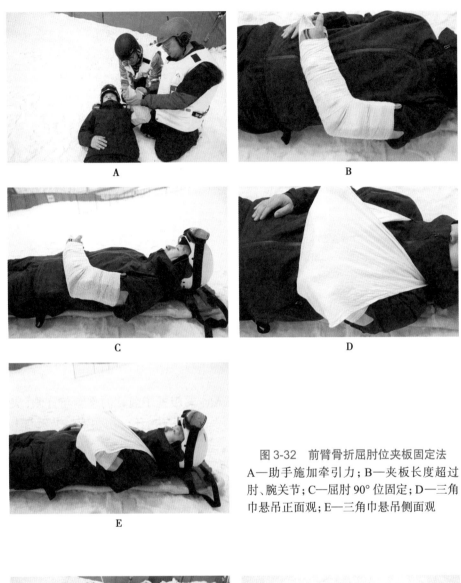

A—助手施加牵引力；B—夹板长度超过
肘、腕关节；C—屈肘 90° 位固定；D—三角
巾悬吊正面观；E—三角巾悬吊侧面观

图 3-32　前臂骨折屈肘位夹板固定法

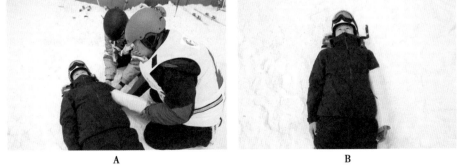

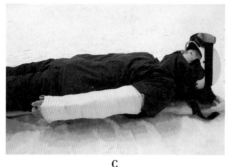

C

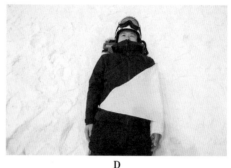

D

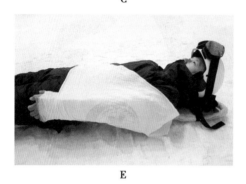

E

图 3-33　前臂骨折伸直位夹板固定法
A—助手施加牵引；B—夹板长度超过肘、腕关节；C—肘关节伸直位固定；D—三角巾捆绑固定正面观；E—三角巾捆绑固定侧面观

（六）腕部、手部创伤

腕部、手部骨折的夹板固定法：将 SAM 夹板置于前臂的掌侧与背侧，夹板长度近端应靠近肘部，远端到指尖，将手部置于功能位，用绷带将夹板与上肢固定（图 3-34）。

同时注意控制出血，若为开放性骨折并伴有活动性出血，应立即用无菌纱布压迫伤口止血，并用绷带包扎。一种有效的包扎方法是在手掌中放置一卷绷带，使手指保持在功能位置（图 3-35），然后将整个手部包裹得像一个球体，使用大量厚敷料（图 3-36）。

滑雪运动也偶有肢体离断伤发生，如断指。此时，首先需要用绷带包扎

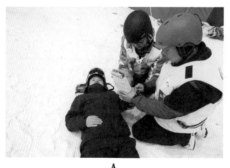

A

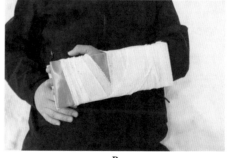

B

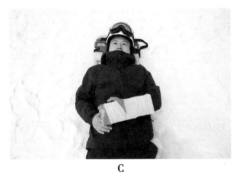
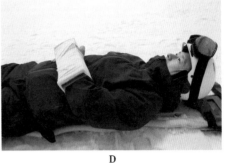

图 3-34 腕部、手部骨折固定方法

A—将手部置于功能位；B—夹板长度近端靠近肘部，远端到指尖；C—SAM 夹板固定正面观；D—SAM 夹板固定侧面观

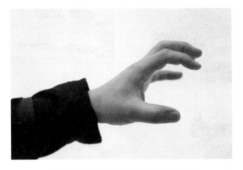

图 3-35 手的功能位示意图

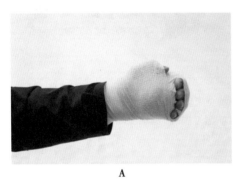
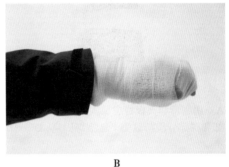

图 3-36 手的包扎示意图

A—正面观；B—侧面观

止血，并尽可能找回断指。将断指用无菌纱布包裹后放入塑料袋，注意避免雪场低温环境冻伤断指，为可能的再植手术提高成活率。

（七）髋部创伤

髋部骨折可能为股骨颈骨折、股骨转子间骨折、股骨大转子骨折、股骨小转子骨折。

　　髋部骨折的夹板固定法：首先用绷带和夹板将患肢固定，夹板长度近端应超过髋部，远端至踝部。然后将患侧大腿、膝部和踝部分段与健侧下肢捆绑固定在一起。在固定过程中，应保持伤员的下肢处于中立位或轻微外展位，避免内收或内旋等动作，避免牵引复位，以免加重骨折端的移位或损伤神经血管。骨折移位和关节脱位需在转运到运动员医疗站后再给予复位，且避免使用牵引夹板（图3-37）。

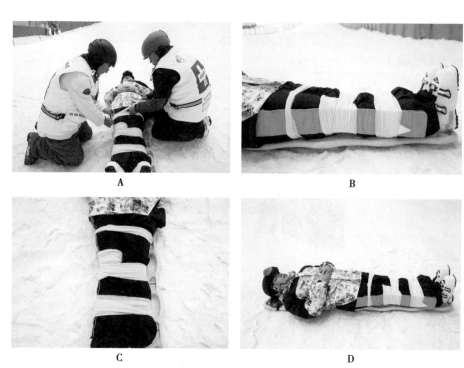

图3-37　髋部骨折夹板固定法

A—用绷带和夹板将患肢固定；B—夹板长度近端超过髋部，远端至踝部；C—患侧大腿、膝部和踝部分段与健侧下肢捆绑固定；D—固定后侧面观

　　髋关节脱位中，后脱位较为常见，下肢通常处于屈曲状态，无法伸直。可以用保温毯叠成软垫或使用SAM夹板将患肢以相对舒适的体位，通过绷带与健侧下肢固定在一起（图3-38）。

（八）大腿创伤

　　股骨骨折的夹板固定法：将两块SAM夹板，一块置于患肢外侧，另一块置于内侧，夹板长度应超过髋关节，远端至踝部。用绷带将夹板与患肢固定。进一步可将患肢以伸直位，通过绷带与健侧下肢固定在一起（图3-39）。

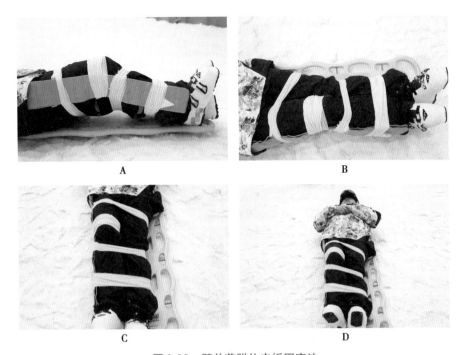

图 3-38 髋关节脱位夹板固定法

A—用绷带和夹板将患肢以相对舒适的屈曲体位固定；B—夹板长度近端超过髋部，远端至踝部；C—患侧大腿、膝部和踝部分段与健侧下肢捆绑固定；D—固定后正面观

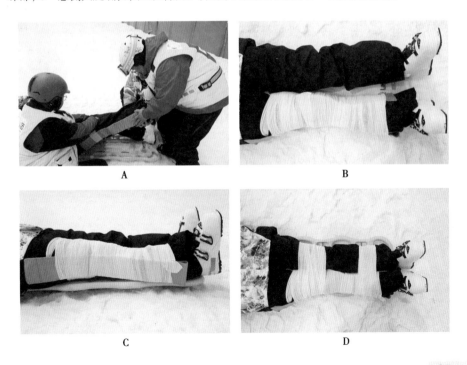

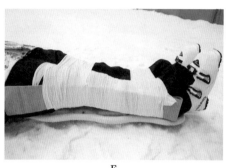

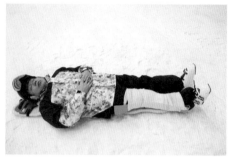

E　　　　　　　　　　　　　　　　F

图 3-39　股骨骨折夹板固定法

A—助手牵引患肢；B—用绷带和夹板将患肢固定；C—夹板长度近端超过髋部，远端至踝部；D—患侧大腿、小腿分段与健侧下肢捆绑固定；E—固定后侧面观；F—固定后正面观

若为开放性股骨骨折伴有活动性出血，不要尝试将外露的骨折端复位，应立即用无菌纱布压迫伤口止血，并用绷带包扎固定。若直接压迫和绷带包扎无法控制出血，则应果断使用止血带，如腹股沟或腘窝部位使用 C-A-T 旋压式止血带（combat application tourniquet，C-A-T），即"战斗专用止血带"（图 3-40）。股骨骨折失血量较大，注意关注休克体征。

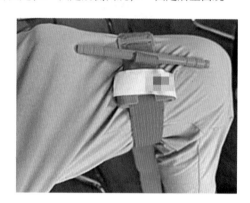

图 3-40　C-A-T 旋压式止血带示意图

（九）膝部创伤

膝部骨折可能为股骨远端骨折、胫骨平台骨折和髌骨骨折。

膝部骨折的夹板固定法：可以用 SAM 夹板，将膝关节伸直位固定。夹板长度应从大腿近端至小腿远端，用绷带将夹板与患肢固定（图 3-41）。夹板固定法也适用于膝关节脱位的固定。

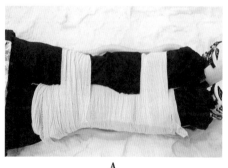

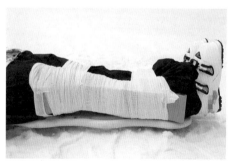

A　　　　　　　　　　　　　　　　B

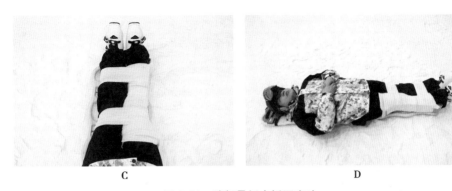

图 3-41　膝部骨折夹板固定法

A—用绷带和夹板将患肢固定；B—夹板长度应从大腿近端至小腿远端；C—患侧大腿、小腿分段与健侧下肢捆绑固定；D—固定后正面观

　　若下肢处于微屈曲状态且无法伸直，则无需复位伸直膝关节，以防加重损伤。可以用保温毯叠成软垫或使用 SAM 夹板，将患肢以相对舒适的体位，通过绷带与健侧下肢固定在一起（图 3-42）。

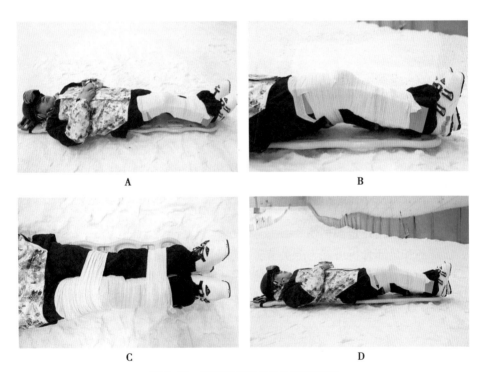

图 3-42　膝部骨折屈曲位夹板固定法

A—用绷带和夹板将患肢以相对舒适的屈曲体位固定；B—夹板长度应从大腿近端至小腿远端；C—患侧大腿、小腿分段与健侧下肢捆绑固定；D—固定后侧面观

67

（十）小腿创伤

小腿骨折可能为胫骨骨折、腓骨骨折或胫腓骨双骨折。

小腿骨折的夹板固定法：将两块 SAM 夹板，一块置于患肢外侧，另一块置于内侧，夹板长度应超过膝关节至踝关节，用绷带和夹板将患肢以伸直位固定（图 3-43）。

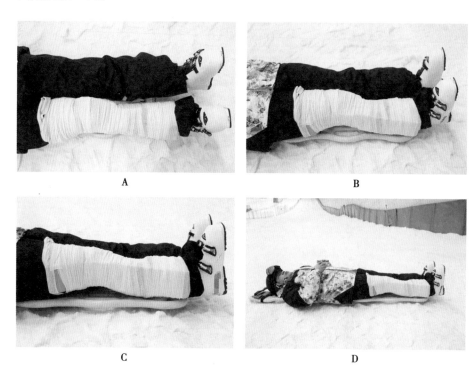

图 3-43　小腿骨折夹板固定法

A—两块 SAM 夹板分别置于患肢内外侧；B—将患肢以伸直位固定；C—夹板长度应超过膝关节至踝关节；D—固定后侧面观

（十一）踝部、足部创伤

踝部和足部骨折可能为踝关节骨折、跟骨骨折、跖骨骨折、趾骨骨折。

因为滑雪鞋有较好的硬度，本身具备良好的固定和保护作用。踝部和足部可发生骨折，但无需现场处置，迅速转运至运动员医疗站进行处理。

第四节　胸部创伤

一、概述

滑雪比赛中，运动员滑行速度最高可达 140km/h，一旦运动员在高速滑行中发生碰撞、摔倒或撞击障碍物,有可能导致严重的胸部创伤,如气胸、连枷胸、创伤性窒息等(图3-44)。

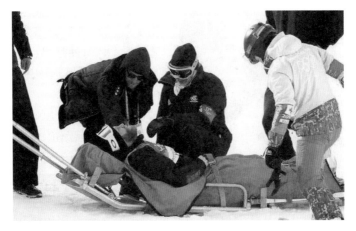

图 3-44　胸部创伤

二、损伤机制

1. **钝性挤压损伤**　运动员在高速滑行过程中如果失控摔倒、被撞或撞击障碍物,其胸部可能会直接撞击雪面、其他运动员或障碍物,会产生强烈的挤压和撞击力,严重时可导致胸部开放性损伤。跌倒时如果身体前倾并且胸部首先着地,也容易导致胸部受到压迫性损伤(图3-45)。

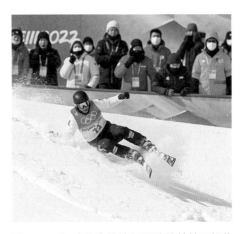

图 3-45　运动员失控摔倒导致钝性挤压损伤

2. **间接损伤**　如果运动员在摔倒时用手臂去支撑身体,而此时手臂位置不正确,可能会导致身体的重量集中在胸部,从而造成肋骨骨折或其他类型的胸部损伤。从高处跳跃落地或摔倒时,身体的重量加上地面的反作用力会对胸部产生压缩效应,从而引起肋骨骨折、胸腔内出血或其他软组织损伤(图3-46)。

三、局部检查

(一)肋骨骨折、连枷胸

触诊时胸壁局部压痛伴有骨擦感,并可见肋骨畸形、胸壁塌陷,胸廓

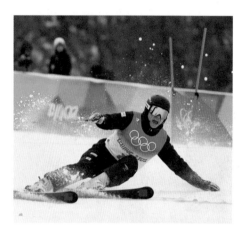

图 3-46　运动员失控摔倒导致间接损伤

挤压试验阳性，多提示肋骨、胸骨骨折。

如发现有多根多处的肋骨骨折，伤员吸气时骨折处多发胸廓向内凹陷，呼气时向外凸出，同时出现反常呼吸运动，则提示胸壁软化引起连枷胸。

（二）气胸

发现伤员受伤位置胸廓饱满，呼吸活动度降低，气管向健侧移位，叩诊伤侧胸部呈鼓音，听诊呼吸音降低，提示气胸。

若伤侧胸壁可见开放创口，有气体进出胸腔并伴有吸吮样声音，听诊呼吸音消失，严重者伴有休克，提示开放性气胸。如伤员出现极度呼吸困难、烦躁、意识障碍、大汗淋漓、发绀，气管明显移向健侧，颈静脉怒张且多伴有皮下气肿，呼吸音减弱或消失，叩诊为过清音，提示张力性气胸。如伤员出现面色苍白、脉搏细速、血压下降和末梢血管充盈不良等低血容量性休克表现，同时伴有呼吸急促、肋间隙饱满，伤侧叩诊浊音和呼吸音减弱等胸腔积液查体体征，提示血胸或者血气胸。

（三）创伤性窒息

伤员出现与受绞刑相似的表现，唇舌肿胀，结膜出血明显，声门紧闭，面、颈、上胸部皮肤出现针尖大小的蓝紫色瘀斑（以面部与眼眶部明显），且常同时合并暂时性意识障碍、烦躁不安、头昏、谵妄，甚至四肢痉挛性抽搐，提示创伤性窒息（图 3-47）。

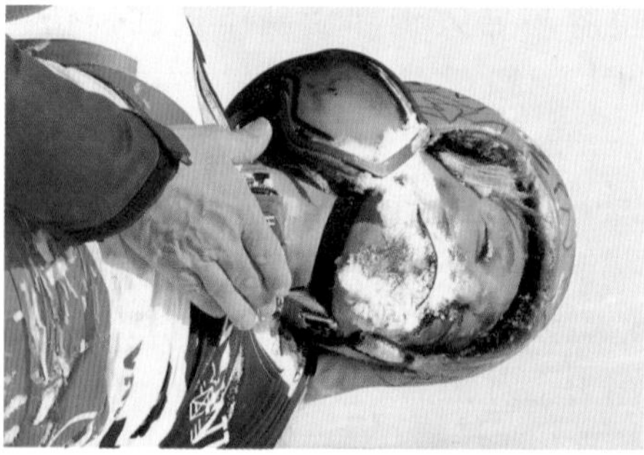

（四）气道堵塞

伤员出现呼吸困难、面色青紫或苍白、咳嗽、烦躁不安等症状，考虑为异物通过鼻腔、口腔进入气道引起的气道堵塞。

四、现场救援

（一）肋骨骨折、连枷胸

1. **单纯肋骨骨折**　现场急需解决的就是伤员疼痛的问题，疼痛可以使伤员不能充分呼吸，应给予伤员球囊面罩吸氧，可采用肋骨固定带固定胸廓

图 3-47　创伤性窒息

（图 3-48）。需要将伤员双手举过头顶，将肋骨固定带的凹面侧面紧贴腋窝，正面紧贴胸壁，确保固定带覆盖住肋骨损伤的部位，调整肋骨固定带的松紧度，使其既不过紧也不过松，过紧可能会影响呼吸和血液循环，过松则可能无法起到固定作用，在调整过程中，可以让伤员配合呼吸，以确保固定带不会造成呼吸困难，必要时要给予镇痛药物进行治疗（图 3-49）。

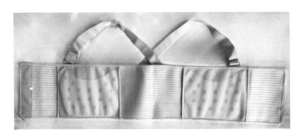

图 3-48　肋骨固定带

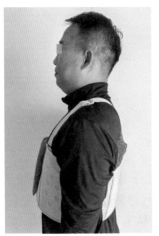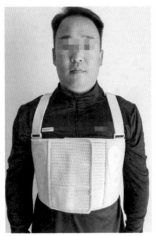

图 3-49　肋骨固定带固定后示意图

2. **连枷胸**　严重的连枷胸可以削弱伤员在吸气时产生胸内负压的能力，从而引发通气障碍和严重的呼吸窘迫。现场的急救处理首先要保持气道通畅，给予球囊面罩吸氧（图 3-50），必要时人工辅助呼吸，受伤部位加压包扎，胸带固定，消除反常呼吸运动。

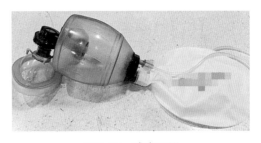

图 3-50　球囊面罩

（二）气胸

1. **单纯性气胸**　需严密监测伤员病情变化，现场救援时一般无需特殊处理。

2. **开放性气胸**　保持气道通畅，给予球囊面罩吸氧，然后尽快封闭胸壁创口，变开放性气胸为闭合性气胸，赢得挽救生命的时间。操作时戴无菌手套消毒封闭伤口，然后在胸壁缺损部位放置带出气阀的胸贴（图3-51），在实验中已证实层叠通气装置可以有效地排出胸腔的积液积气。也可选用自动除颤器（AED）的电极片（图3-52）盖住伤口四周边缘并加压封闭伤口，或使用不透气无菌敷料，如凡士林纱布、纱布棉垫等，在伤员用力呼气末封盖吸吮伤口并加压包扎，处置完毕后立即转运伤员。

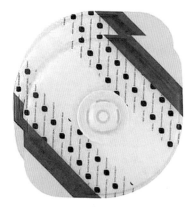

图 3-51　带有出气阀的制式胸贴

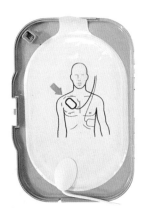

图 3-52　AED 电极片

3. **张力性气胸**　保持气道通畅，给予球囊面罩吸氧。如果出现 1 条或以上下面所列的失代偿表现，则需要进行患侧胸腔减压：①呼吸衰竭和发绀；②桡动脉搏动消失（晚期休克）；③意识状态下降。局部加压包扎，必要时行闭式胸膜腔穿刺（图3-53）。

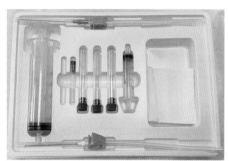
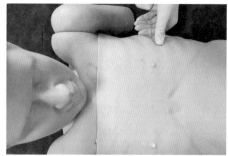

图 3-53　胸膜腔穿刺

4. 血气胸　保持气道通畅,给予球囊面罩吸氧,迅速转运伤员。因一旦出现大量血胸易导致伤员休克,同时仔细观察病情变化,警惕出现张力性血气胸的可能。

（三）创伤性窒息

保持气道通畅,给予球囊面罩吸氧辅助通气。在严密观察下,处理其他合并伤后立即转运。

（四）气道堵塞

需及时清除伤员口腔、鼻腔内的异物,保证呼吸道通畅,如伤员有意识,鼓励其用力咳嗽,尝试自行排出异物,完全气道堵塞时可实施海姆立克急救法,并持续观察伤员的状态,必要时行气管切开术。

结语: 胸部创伤在滑雪比赛中虽然不常见,但如果发生连枷胸、张力性气胸,亦可危及伤员生命。现场救援时需对伤员进行快速细致的检查,以便发现致命性伤情,如能早期发现伤情并及时恰当救援、迅速转运,可以最大限度挽救伤员的生命。

第五节　腹部创伤

一、概述

腹部创伤引起的急性出血是导致伤员死亡的原因之一。因此,对于此类伤员,需要尽快进行局部检查及现场救援,并予以及时汇报,为后续治疗提供有价值的信息。对于腹部穿透性创伤而言,常需要急诊手术干预。有些钝性创伤,如肝脾破裂致失血性休克也有较高的致命风险,应及早给予抗休克治疗。

滑雪所致的腹部创伤原因多种多样,受伤的现场地势复杂,因而需要有良好训练的滑雪医生迅速到达受伤现场,询问受伤经过,快速分析受伤机制,并通过简捷的身体检查判断是否有腹部创伤,尽量早期预判休克的发生,采取相应救援手段。如有创口需立即处理,预防二次污染。根据伤情、现场地形地势选择安全的转运方式,快速转至运动员医疗站或定点医院救治是腹部创伤伤员现场救治的关键环节。

二、损伤机制

滑雪腹部创伤可分为钝性创伤和穿透性创伤,有时这两种损伤同时存在。在滑雪所致的腹部创伤中,钝性创伤最为常见,此类创伤常同时伴有头部、胸部、骨盆或四肢的多发伤。单纯的腹部创伤比较少见。

腹部钝性创伤可由于身体撞击坚硬的致伤物（如雪道设备、器械、树木等）导致腹部减速性损伤，也可能由于空中坠落或高速摔倒所致。

物体直接撞击滑雪者可造成其实质脏器的破裂，如肝、脾、胰腺被膜下血肿，也可因为减速力的作用，导致脏器血管的撕裂，引起大出血。减速力还可以使腹腔内压力骤然升高，导致空腔脏器（如小肠）的破裂。

滑雪所致的腹部穿透性创伤多为滑雪者高空坠落，快速撞击树枝、坚硬物所致，伤情多数较重，现场救援时应避免加重损伤，如腹部创口有扎入异物，不要轻易拔出，应妥善固定并尽快转运医院治疗。

三、局部检查

腹部创伤无论是钝性伤还是穿透性伤均可出现危及生命的两种情况：致命性出血和严重感染。腹部创伤可导致立即发生出血，因此对此类伤员需要高度警惕并严密观察其症状及体征，以评估是否出现失血性休克的征象。

在救援滑雪导致腹部创伤的伤员时，应该遵循快速初始检查和局部检查的步骤（详见第二章第一节）。在抵达现场后，快速细致、全面准确地对伤员腹部、胸部及骨盆进行检查，观察是否存在畸形、挫伤、擦伤、穿刺伤、脏器损伤、腹部膨隆等。

腹部钝性创伤的伤员早期可没有明显疼痛和外伤征象，容易给人以安全的假象而被忽视。多发低位肋骨骨折可造成严重的腹腔脏器损伤，如肝、脾破裂，而无腹痛表现。肋骨骨折所引起的剧烈疼痛，通常会掩盖腹部创伤所引起的疼痛，因此极易漏诊，而未作预防失血性休克的工作准备，导致严重后果。

腹腔创伤可导致膈肌破裂，腹腔内器官可以通过损伤的膈肌疝入胸腔，表现为不同程度的呼吸困难，在胸部可听到肠鸣音。

当伤员有低位肋骨骨折、乳头连线以下（第 4 肋、第 5 肋）的胸部钝性或穿透性创伤时，要高度警惕腹部联合伤。例如，脾脏损伤产生的牵涉痛可放射到左肩部（Kehr 征：由于脾脏破裂出血刺激左侧膈肌，而引起反射性左肩疼痛，且深呼吸时症状加重），肝脏损伤产生的牵涉痛可放射至右肩部。当出现安全带征，即腹部出现大片擦痕或者淤青时，约 25% 的病例提示伤员已存在腹腔内损伤。

1. 视诊

（1）Cullen 征：指腹腔内大出血时出现的脐周围发蓝的征象。腹部发现脐周淤青通常提示后腹膜腔出血，但多在损伤数小时后出现。

（2）Grey-Turner 征：指在腹壁的两侧出现血肿，通常也是后腹膜腔损伤后出现。由于大血管（如主动脉、腔静脉）和肾脏均位于后腹膜腔，一旦发生损伤,则会导致大出血,有时大量血液积聚在后腹膜腔,而没有任何腹部体征。

2. **触诊**　是否有腹部膨隆、压痛或肌紧张。腹部触诊需用指腹在腹壁施加轻柔而固定的力量。浅触诊能判断是否存在压痛及肌紧张,深触诊能更精确地判断损伤的脏器。腹部膨隆常提示有严重的脏器损伤,且多伴有大量出血,多见于实质脏器(如肝、脾)损伤,同时多伴有脉搏增快、脉弱等失血性休克的前期表现。腹肌紧张、压痛、反跳痛,提示空腔脏器损伤的可能性大。骨盆挤压、分离试验阳性,或耻骨联合压痛,提示骨盆骨折,可引起广泛的腹膜后血肿,如伤员早期出现休克征象,多提示有髂血管、股血管的损伤。

四、现场救援

滑雪导致的腹部创伤伤员多伴有其他部位的损伤,所以现场给予吸氧,保证气道通畅,使用脊柱板限制脊柱运动,将伤员平稳放入雪橇,稳妥固定,注意保暖。立即转运至运动员医疗站建立静脉循环,纠正休克。

如果是开放性腹部损伤(穿透伤),用纱布覆盖创口,绷带固定,如果同时有脏器脱出,用生理盐水或清水浸湿的无菌纱布覆盖脏器表面并固定脱出腹腔的脏器,尽量不要将脱出脏器送回腹腔内。如果转运时间较长,可使用非粘连材料,如塑料袋或铝箔,覆盖于纱布表面,以减少浸湿的纱布和下面肠管水分的丢失,一旦肠管水分丢失过度,则会发生不可逆的损伤。如果有实物(树枝或金属异物等)扎入腹腔内,不要试图将其拔出,否则可能会出现严重的难以控制的大出血,应将异物小心固定在原来的位置,不要轻易移动。及时将危重伤转运到定点医院对挽救伤员生命至关重要,因此,在救援现场,为节省时间,应尽量减少不必要的操作。应简要询问受伤经过,精准而全面地检查伤员,快速地评估伤情,平稳高效将伤员转移并固定于脊柱板上,根据伤员的伤情和受伤现场的情况决定采用何种转运方式,如人工雪橇、雪地摩托、救护车、直升机等。

怀疑有骨盆骨折的伤员应用骨盆固定带制动,以促进血凝块形成,减少进一步腹膜后失血。因为腹部创伤伤员最常见的死亡原因就是腹部创伤导致的大量失血,而救援现场对于控制出血的处理方法有限,所以一定要尽快建立静脉通道,纠正休克,并转运到定点医院治疗。

结语: 滑雪导致腹部创伤的现场救援,应遵循以下几点。

1. 快速且精准的现场评估、伤员检查,分析受伤机制,判断是否有损伤、损伤的部位及程度。

2. 腹部损伤往往同时伴有多发伤,应严格按 CABC 原则(C, Control serious hemorrhage,制止严重出血;A, Airway, 开放气道;B, Breathing, 维持呼吸;

C, Circulation, 维持循环)操作。

3. 高度重视失血性休克的症状及体征, 及时诊断并进行相应处置。

4. 开放性腹部损伤要妥善处理好创口及脱出的腹腔内容物, 固定穿刺物。

5. 将伤员以最快的方式转运到运动员医疗站或定点医院。

在对腹部创伤伤员的急救过程中, 最大的难题是判断有无大出血, 以预防失血性休克的发生。正确的现场救治和快速转运到定点医疗机构, 可使伤员的存活率大大提高。

第四章　滑雪医生的自我保障

第一节　中医对滑雪医生训练和运动损伤的预防和治疗

在滑雪运动中,滑雪医生在雪道上实施救援对于运动员的安全保障至关重要。但滑雪医生长时间在严寒环境中进行高强度训练、高压力工作,也导致其经常受到伤病困扰,这给滑雪训练和赛事保障造成了不良影响。中医凭借其千年传承的保健治疗方法,为滑雪医生预防伤病及伤后快速康复提供了宝贵的保健治疗方案。

战国时期《吕氏春秋·古乐》中记载:"民气郁阏而滞著,筋骨瑟缩不达,故作为舞以宣导之。"证明中医前辈早已认识到做一些运动可以坚固关节,松弛肌肉,减少运动损伤。

中医理论基于阴阳五行、脏腑经络学说,强调"天人合一""整体观念"和"辨证论治"。中医认为,滑雪造成的运动损伤多由过度劳累、不当姿势或外力作用所致,使局部经络气血运行不畅,进而出现瘀血、肿胀、疼痛,甚至昏迷等症状。因此,治疗时应注重调和气血、疏通经络、活血化瘀,以恢复机体的自然平衡。

一、中医对滑雪医生训练和运动损伤的预防

中医药在训练和运动损伤的预防中发挥着重要作用,在巴黎奥运会中我国健儿身上的火罐印、脐贴等被外国媒体称为"神秘的东方力量"。中医以其独特的理念,为预防滑雪运动损伤的发生提供了有效的方法。中医认为,人体是一个有机的整体,"正气存内,邪不可干"。保持身体的正气充足,阴阳平衡,使气血通畅、筋骨强健,是预防损伤的关键。同时,顺应自然规律,根据季节和环境的变化调整身体状态,也能减少损伤的发生。可参考以下中医预防措施。

(一)穴位按摩

足三里穴、涌泉穴、血海穴、阳陵泉穴等穴位可以改善下肢血液循环,增强下肢肌肉力量和关节灵活性。

1. 足三里穴

(1)位置:如图 4-1 所示,足三里穴位于小腿前外侧,犊鼻下 3 寸,距胫骨

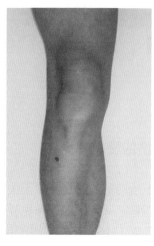

图4-1　足三里穴

前缘1横指(中指)。

（2）按摩方法：用拇指或食指指腹按压，力度以有酸胀感为宜，每次按摩3～5分钟，每天可多次按摩。

（3）作用：增强体质、健脾和胃，有助于增强下肢力量和治疗胃痛、腹胀等胃肠道疾病。

2. 涌泉穴

（1）位置：位于足底，屈足卷趾时足心最凹陷处(图4-2)。

（2）按摩方法：用拇指指腹从足跟向足尖方向推按，或者用手掌来回搓揉，以局部发热为度，按摩3～5分钟。

（3）作用：补肾泻热、醒神开窍，可治疗头痛、咽喉肿痛，小便不利等。

3. 血海穴

（1）位置：位于大腿内侧，髌底内侧端上2寸，股四头肌内侧头的隆起处(图4-3)。

（2）按摩方法：用拇指指腹按压，顺时针和逆时针方向各揉按2～3分钟。

（3）作用：调和气血、运化脾血，有助于增强下肢力量和治疗荨麻疹、湿疹等。

4. 阳陵泉穴

（1）位置：位于小腿外侧，腓骨头前下方凹陷处(图4-4)。

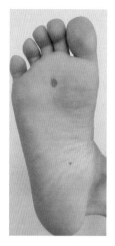

图4-2　涌泉穴

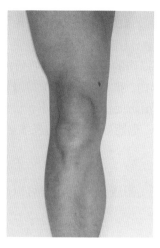

图4-3　血海穴

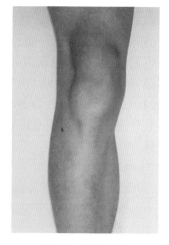

图4-4　阳陵泉穴

（2）按摩方法：用拇指指腹按压，力度适中，每次按摩 2～3 分钟。

（3）作用：舒肝利胆、强健腰膝，有助于改善下肢血液循环，增强下肢力量和治疗胆囊炎等。

（二）舒筋通络

每日进行八段锦、太极拳锻炼，行气活血、活动关节、拉伸肌肉，为滑雪运动做好准备。

（三）量力而行

根据自身身体状况和技能水平，合理控制滑雪的速度和强度，避免过度疲劳，超出身体承受范围。

（四）保持心态平和

在滑雪过程中，平稳呼吸，保持冷静、专注，避免急躁，自我调整紧张情绪，有助于减少因精神因素导致的失误和损伤。

（五）拉伸放松

滑雪结束后，进行全身性的肌肉拉伸，配合中医的推拿手法，舒缓肌肉紧张，促进乳酸代谢，减轻疲劳。

（六）中药浴足

用具有活血化瘀、温经通络功效的中药进行浴足，如艾叶、红花、伸筋草等，能够改善下肢血液循环，缓解下肢疲劳。

（七）饮食调理

食用一些具有滋补肝肾、强壮筋骨作用的食物，如肉桂炖鸡肝、芡实老鸭汤、肉苁蓉煲羊肉等。

（八）起居有常

保持规律的作息时间和充足的睡眠，有利于身体的恢复和调整。

二、中医对滑雪医生训练和运动损伤的治疗

（一）常见的中医治疗方法

常见的中医治疗方法包括中药内服治疗、中药外用治疗、推拿按摩治疗、针灸治疗、拔罐治疗等。

1. 中药内服治疗　中药内服可以补肾健脾，增强体质，如虫草菌粉胶囊、金匮肾气丸等。滑雪运动造成的肌肉关节损伤治疗应以活血化瘀、凉血止血为主，中药在运动损伤早期具有改善微循环、抑制炎症渗出与浸润、促进水肿消除的作用，如血府逐瘀口服液、银杏叶片等。

2. 中药外用治疗　中药外用疗法始于《黄帝内经》，完善于《理瀹骈文》，外用药物能直接作用于患处发挥药效，对于局部的酸麻胀痛、瘀血、水肿等均有良好疗效。外用药的治法大致可分为敷贴法、熏洗法、搓擦法、热熨法。需

要注意的是外用药除洗涤创口药及云南白药等止血药外,大多不适合直接用于创口。

（1）敷贴法:应用最多的剂型是药膏、膏药和药散三种。使用时将药物制剂直接敷贴在损伤局部,使药力发挥作用,可收到较好疗效。

1）药膏:将药物碾成细粉后选加蜜、水、酒等,调匀后制成黏稠糊状,涂敷于伤处。如金黄消肿痛软膏、定痛膏、接骨续筋药膏、生肌玉红膏等。

2）膏药:将药物碾成细粉配以油或蜂蜡等基质炼成薄饼状,然后摊在牛皮纸或布上备用。应用时将膏药加热软化后贴于患处,如活血止痛膏、狗皮膏、骨痛贴等（图4-5）。

3）药散:将药物碾成极细的粉末,收藏备用。使用时可直接将药散撒于伤口处,有止血止痛的效果,如云南白药散等。

（2）熏洗法:包括热敷熏洗和湿敷洗涤。

1）热敷熏洗:是将药物放在沸水中熏洗患处的一种方法。先用热气熏蒸患处,待水温降低后用药水浸

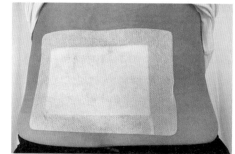

图4-5　骨痛贴

洗患处,每日2次,每次10～20分钟。此法适用于治疗肌肉关节酸胀疼痛等,具有疏通经络、行气活血、散寒止痛的作用,如海桐皮汤、身痛逐瘀汤等。

2）湿敷洗涤:用中药煎汁湿敷洗涤创伤伤口以达到清洗创面、消毒生肌的作用。如紫葛汤、金银花或蒲公英煎汁等。

（3）搓擦法:搓擦药是配合按摩而涂搓的中药制剂,大致分为酊剂和油膏两种。

1）酊剂:又称外用药酒或药水,是用中药与白酒、黄酒或醋浸制而成。具有活血化瘀、疏风止痛等功用,如云南白药酊、骨痛灵酊等。

2）油膏:是用香油与药物同熬去渣后制成,适用于受寒而引起的关节冷痛等症状,具有温经散寒、消瘀散结的作用,如青黛散油膏、跌打万花油等。在进行按摩前擦于患处,之后进行手法按摩使药物渗入皮肤以达到治疗目的。

（4）热熨法:是一种热疗方法。选用温经散寒、行气活血、化瘀止痛的药物混合捣碎,加热后用棉布包裹热熨患处,借助其热力达到祛风散寒、活血化瘀止痛的作用,经现代改良为使用便捷的中药热奄包。

3. 推拿按摩治疗　推拿按摩是一种中医传统疗法,通过手法作用于人体体表特定部位,以调节机体的生理、病理状况,促进局部血液循环。尤其对于

慢性劳损或处于恢复期的损伤,推拿按摩可以帮助缓解肌肉紧张和疼痛,恢复韧带的力量和弹性,恢复关节的活动度,促进损伤组织的修复。以下为推拿按摩的手法(图4-6)。

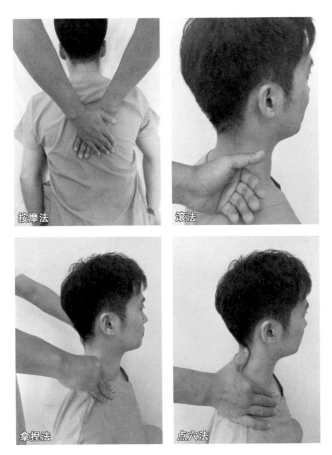

图4-6　基本手法

（1）基本手法:包括按摩法、滚法、拿捏法和点穴法。

1）按摩法:单手或双手的手掌或指腹于患处做局部按压或环形推动。

2）滚法:用小鱼际尺侧缘及第3、4、5掌指关节的背侧按于体表,利用腕力和前臂的前后旋转反复滚动。

3）拿捏法:用拇指与其他四指作相对钳形的用力,一紧一松地拿捏,以挤捏肌肉、韧带等软组织。

4）点穴法:用拇指在经穴上做点按。拇指指力不足时还可用屈曲的中指指间关节背侧点按。

（2）活络关节法：包括屈伸法、旋转摇晃法、腰部背伸法、颈椎旋转定位扳法和腰椎旋转定位扳法。

1）屈伸法：适用于关节屈伸功能障碍者。一手固定肢体远端，一手固定在关节处，做缓慢、持续的被动屈伸或外展内收活动，稍结合一定的拔伸或按压力（图4-7）。

2）旋转摇晃法：适用于关节扭伤恢复期的治疗。一手固定关节近端，一手固定关节远端，做来回旋转或摇晃动作。要依据关节正常活动范围，循序渐进地进行。常见的有颈部旋转法、腰部旋转法（图4-8）。

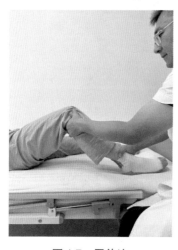

图4-7 屈伸法

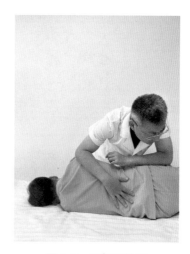

图4-8 腰部旋转法

3）腰部背伸法：适用于腰部疾病，包括腰间盘突出、腰肌劳损、腰部扭伤、腰椎小关节功能紊乱等。施术者略屈膝，用骶部抵住患者的腰部，两人双肘屈曲反扣将患者背起，使其双足离地，患者身体放松，施术者可通过身体的左右晃动或臀部挺起等动作牵引患者腰部（图4-9）。

4）颈椎旋转定位扳法：适用于颈椎关节的治疗。患者取坐位，颈前屈15°~30°，再侧屈到最大幅度。施术者站于其后侧方，用一手拇指顶按于偏歪的患椎棘突，余四指按于肩部，另一手托住其下颌向施术者站立一侧慢慢旋转扳动（要注意旋转时头不能仰起），当旋转到有阻力时，随即用劲作一个有控制的、增大幅度的快速扳动。与此同时，顶按棘突的拇指要协同使劲向对侧推动，此时常可听到"咔嗒"响声，同时拇指下有棘突跳动感，随即松手（图4-10）。

5）腰椎旋转定位扳法：适用于腰椎小关节功能紊乱、腰椎间盘突出的治疗。患者端坐于方凳上，两脚分开与肩同宽。施术者坐在身后，首先用拇指

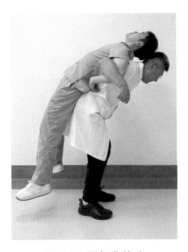

图 4-9　腰部背伸法

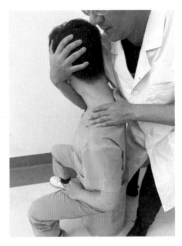

图 4-10　颈椎旋转定位扳法

确定病变的椎间隙,以向右侧突出为例,右手自患者右腋下伸出,绕过患者颈部,将右手掌扶住左肩部,然后施术者右手拉患者的肩部,使身体前屈 60°~70° 或略小,并继续侧弯,尽量大于 45°,在最大侧弯位,施术者用右上肢使患者躯干向后内侧旋转,同时左手拇指向左上顶推棘突,即可觉察指下棘突轻微错动,在出现复位声响之后,双拇指从上至下将棘突韧带理顺,同时松弛骶棘肌(图 4-11)。

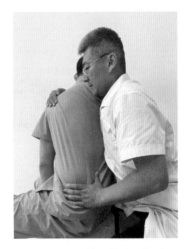

图 4-11　腰椎旋转定位扳法

4. 针灸治疗　针灸治疗对于组织肌肉急、慢性劳损引起的酸、麻、胀、痛等均有疗效。针灸是针法和灸法的合称,通过刺激特定的穴位和经络,来调整人体的生理功能,促进血液循环,改善组织的修复和再生能力。

(1)针法治疗:针刺穴位或一定部位时,会产生酸、麻、胀、重等针感。通过针刺不仅能治疗局部病证,还能治疗其所在经络循行范围的病证(图 4-12)。

(2)灸法治疗:灸法是一种利用艾条等物质燃烧产生的温热刺激作用于穴位来治疗疾病的方法,能激发人体正气,增强抗病能力(图 4-13)。

滑雪医生在寒冷环境下工作,艾灸法通过艾草燃烧对穴位进行熏烤加温,起到温经散寒、调和气血、改善睡眠的效果。需要注意的是灸法不适用于损伤急性期,因为其促进血液循环的作用可能会导致局部渗出和肿胀症状加重。

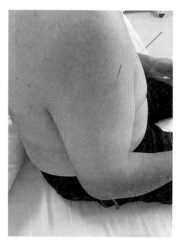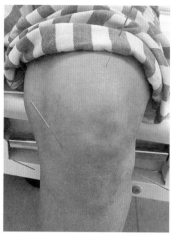

图 4-12　针法治疗

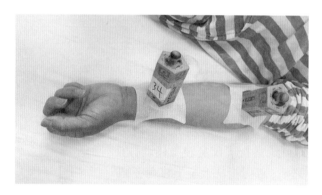

图 4-13　灸法治疗

5. **拔罐治疗**　通过其温热、机械刺激、负压吸吮作用,排出局部的风寒、湿气浊物,起到疏通经络、驱邪排毒、缓解疼痛的作用。拔罐时间控制在 5 ~ 15 分钟,以每周 2 次为宜。

(二)常见病症的治疗

1. **落枕**　由于颈部受寒、过度疲劳或睡姿不良等原因,滑雪医生可发生落枕,症见颈部疼痛、活动受限。可以采用推拿按摩、艾灸和拔罐治疗。

(1)推拿按摩治疗方法:①患者取坐位,施术者站在患者身后,先用轻柔的揉法和滚法在患侧颈部及肩部施术,放松肌肉,时间约 5 分钟;②用拇指弹拨痉挛的肌肉条索,以缓解肌肉紧张;③进行颈椎的被动活动(如旋转、侧屈、屈伸等),动作要缓慢、轻柔,幅度逐渐增大,每个动作重复 3~5 次;④用推拿法在颈部及肩部进行放松,时间约 2 分钟。

(2)艾灸治疗方法:阿是穴(明显压痛点)局部进行艾灸,时间为 15~30

分钟。

（3）拔罐治疗方法：阿是穴拔罐，时间为5～10分钟。

2. **颈椎病**　症见颈部疼痛、僵硬，甚至上肢麻木、头晕等，可以采用推拿按摩、艾灸或拔罐治疗。

（1）推拿按摩治疗方法：①患者取坐位，施术者站在患者背后，用双手拇指在颈部两侧自上而下做揉法，重点在风池、肩井、大椎等穴位，时间约5分钟；②用单手或双手拿捏法拿捏颈部及肩部肌肉，从上到下，反复多次，以患者感到酸胀舒适为宜；③采用颈椎旋转定位扳法（详见前述推拿按摩手法之活络关节法），左右各做1～2次；④整复手法：用双手在颈部两侧做搓揉法，由上至下，反复多次，最后轻轻拍打肩部和颈部，使患者感到放松舒适。

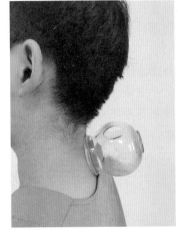

图4-14　颈椎病拔罐治疗

（2）艾灸治疗方法：阿是穴、大椎穴艾灸，时间为15～30分钟。

（3）拔罐治疗方法：大椎穴，拔罐5～15分钟（图4-14）。

3. **腰椎小关节功能紊乱**　症见突发腰痛、活动受限。可以采用推拿按摩、艾灸、拔罐治疗。

（1）推拿按摩治疗方法：①患者取俯卧位，施术者在其腰部及臀部采用滚法、揉法、按法等，放松腰部肌肉，时间约10分钟。②整复手法：腰部背伸法、腰椎旋转定位扳法（详见前述推拿按摩之活络关节法）。③结束手法：再次用滚法和揉法在腰部操作5分钟，放松腰部肌肉。

（2）艾灸治疗方法：阿是穴艾灸，时间为15～30分钟。

（3）拔罐治疗方法：阿是穴，拔罐10～20分钟。

4. **腰肌劳损**　症见腰部酸痛，活动时疼痛加重。可以采用推拿按摩、艾灸、拔罐治疗。

（1）推拿按摩治疗方法：①患者取俯卧位，施术者可在患者腰部涂抹、搓擦外用药，如云南白药酊或跌打万花油，然后在患者腰部两侧用掌根按揉法，从上至下，反复操作3～5分钟，以放松腰部肌肉；②用滚法在腰部及臀部进行按摩，重点在疼痛部位，持续5～8分钟；③用弹拨法在腰部肌肉紧张处进行弹拨，以松解粘连的肌肉纤维，缓解疼痛；④用擦法在腰部擦热，以促进血液循环，之后可外用中药热奄包。

（2）艾灸治疗方法：阿是穴艾灸，时间为15～30分钟。

（3）拔罐治疗方法：阿是穴，拔罐 10～20 分钟。

5. 颜面部冻伤 滑雪医生长时间在严寒中执行滑雪和救援任务，颜面部皮肤会冻伤。冻伤的早期症状是局部感到寒冷，出现刺痛感，然后感觉缺失、麻木。应立即将伤者转移至温暖环境中，用开水浸泡辣椒块、生姜块、艾草或者食盐，之后加入冷水将水温降至 36～40℃，湿敷冻伤部位 5～10 分钟，待冻伤部位皮肤从苍白恢复到红色或紫色。若没有水疱，或只有少量小水疱、渗出液，则提示为轻度冻伤，可涂抹冻伤膏；若冻伤部位出现大量水疱，多为中重度冻伤，需前往医院治疗。

结语：中医以其个性化治疗、便于掌握、效果显著的特点，为滑雪医生应对训练和运动损伤提供了有力的支持。通过学习，滑雪医生可自行或相互治疗，以保障身体健康，顺利完成滑雪救援任务。

第二节 滑雪医生的心理压力及干预措施

滑雪医生肩负着守护运动员生命安全的重任，在滑雪技能训练和赛场医疗救援中承受着巨大的心理压力。首先，滑雪医生个人平日所从事专业的技能与赛场所需全科急救的技能相比往往存在不足，面对伤员复杂的伤情心存忧虑，担心无法迅速精准地诊断并救援。其次，在滑雪技能训练中，部分滑雪医生的滑行技术与赛场所需的高难度的滑行技术亦存在差距，需要逐步提升滑行技术，克服诸多困难，这同样会产生心理压力、焦虑，甚至应激状态。

一、滑雪医生常见的压力来源

（一）担心现场救援失误

1. 赛场救援的紧迫性和高关注度导致的压力 滑雪医生在赛事保障时须密切关注比赛中运动员的滑行状况。一旦运动员受伤，他们需要在"黄金四分钟"内对伤员开展救援，这个过程中既需要保障伤员的生命安全，又需要在众多媒体的直播和观众的关注下进行救援，不能有任何失误，以免给滑雪救援工作带来负面评价，这是对滑雪医生抗压能力的严峻考验。

2. 医疗救援技术的复杂性带来的巨大压力 赛场救援中伤员的受伤机制多样，伤情复杂，需要滑雪医生熟练掌握多种跨专业的急救技能，压力由此而生。

3. 艰苦的救援条件带来的压力 严寒中，滑雪医生需长时间站在 FOP 医疗站附近的雪道旁；处置伤员时，为保证救援操作的精准性，滑雪医生需要脱下手套处置伤情，寒冷会导致双手变僵，影响操作的速度和准确性；救援时需长时间俯卧或跪在雪道上；低温下救援药品容易结冰，需要贴身保存。这些艰苦条件加大了救援难度，从而产生心理压力。

（二）担心滑雪技术不足

1. 担心自身滑雪技能能否成功保障救援工作。赛事保障时，滑雪医生需要在冰状雪或类冰状雪的雪道上滑行，在背负 10~15kg 急救包的情况下，通过陡坡、狭窄的长通道及各种障碍物，并迅速到达伤员身边。滑雪医生会担心一旦摔倒，影响伤员的救援工作，从而产生心理压力。

2. 担心滑雪训练时意外受伤，导致无法完成培训和参加赛事保障工作，拖团队后腿，从而产生心理压力。

3. 在提升滑雪技能过程中，训练赛道难度逐步增加，滑雪医生在面对陡坡、障碍物时会产生恐惧，从而产生心理压力。

4. 连续的滑雪训练、救援技能培训、救援演练，以及与其他团队成员协作救援，这种持续的高度紧张状态会让人产生疲劳与倦怠感，从而产生心理压力。

二、主要表现

（一）心理反应

1. **焦虑烦躁**　表现为过度担忧、易发脾气、情绪不稳、缺乏耐心等。

2. **注意力难集中**　难以专注于一件事情，思绪容易分散，进而影响大脑认知功能。

3. **记忆力下降**　容易忘记重要的事情或信息。

4. **缺乏自信**　对自己的能力产生怀疑，觉得无法应对面临的挑战。

5. **恐惧不安**　常常感到莫名的恐惧和不安，且没有具体的对象或原因。这种恐惧可能会在任何时候出现，让人处于一种紧张的状态。

（二）生理反应

1. 心跳加快、心慌、出汗增多。

2. 呼吸急促，甚至呼吸困难，可能出现过度换气。焦虑会影响呼吸系统，引发胸闷、胸痛。

3. 失眠、多梦、易醒，大脑紧张，难以入睡。潜意识压力会影响睡眠。

4. 疲劳，非高强度体力活动也会感到异常疲惫。

5. 消化系统紊乱，腹痛、恶心。压力会影响肠胃蠕动和消化液分泌，高度恐惧、焦虑可致肛门括约肌松弛。

6. 免疫力下降、体重增加、情绪波动，甲状腺功能可能变化，抗利尿激素增加使尿量减少，以及血糖不稳定。

7. 尿频、排尿困难、生殖器不适、性功能障碍、女性月经不调等。

（三）行为方面

1. 坐立不安，不停地走动或变换姿势。

2. 逃避行为，回避相关人和事物，面对困难任务找借口拖延或不面对。

3. 过度消费或暴饮暴食，虽可暂时缓解压力但可能带来更多问题。

4. 高度警觉，任务结束后也难以放松。

5. 反复检查，为了缓解焦虑出现反复洗手、检查水龙头（煤气，门窗等）是否安全关闭等行为。

三、干预措施

（一）正念练习与冥想练习

1. **正念练习**　选择一个安静、舒适的空间，避免被打扰。舒适地坐在垫子上，保持脊柱挺直但不僵硬；或躺在垫子上，双腿微微分开，手臂自然地放在身体两侧。

（1）关注呼吸：闭上眼睛，将注意力集中在呼吸上。感受空气通过鼻腔进入和呼出身体的感觉。注意呼吸的节奏、深度和温度，不刻意控制，只是自然地观察它。先慢吸气，让空气充满腹部，一只手放在腹部感受起伏；再慢呼气让腹部收缩，感受空气排出腹部。重复这个过程，缓慢进行，每次呼吸尽量保持均匀、平稳。深吸气，让空气充满整个肺部；再慢呼气，将肺部的空气完全排出。重复这个过程，深呼吸感受空气在身体内的流动。可以进行计数，吸气时默数"1、2、3、4"，呼气时默数"4、3、2、1"，以助集中注意力，保持呼吸的节奏。

（2）身体扫描：闭上眼睛从头部开始，先放松额头、眉毛、眼睛周围的肌肉，然后依次放松脸颊、嘴巴、下颌、颈部、肩膀、手臂、胸部、腹部、背部、臀部、腿部和脚部，让身体完全放松下来。注意每个部位的感觉，如紧张、放松、疼痛等。不要评判它，只是观察和接受。

（3）觉察思绪：当思绪出现时，轻轻地将注意力拉回到当下的感觉。观察思绪的内容，但不要陷入其中，就像看着云朵飘过天空一样。

（4）结束阶段：慢慢地将注意力带回周围的环境中，感受身体与垫子或地面的接触。轻轻地睁开眼睛，活动一下身体，感受身体的活力和清醒。

2. **冥想练习**　找一个安静、舒适且不受干扰的地方。盘腿坐在垫子上或坐在椅子上，保持脊柱挺直但不僵硬；也可以选择躺下，但要避免睡着。

（1）放松身体：闭上眼睛，从头部开始依次放松各个部位。先放松额头、眉毛、眼睛周围肌肉，接着是脸颊、嘴巴、下颌，随后放松颈部、肩膀、手臂、胸部、腹部、背部、臀部、腿部和脚部。感受身体重量下沉，完全放松。

（2）调整呼吸：自然呼吸，专注于呼吸的感觉，留意呼吸节奏、深度和温度。让呼吸平稳、缓慢、深沉，不刻意控制。

（3）集中注意力：选择一个焦点，集中注意力于此。若注意力分散，可在心中默念"平静""放松""爱"等词语以助集中。

（4）结束冥想：慢慢将注意力带回周围环境，感受身体与周围环境的接触。轻轻睁开眼睛，活动身体，感受身体的活力与清醒。

（二）音乐放松法

选择一个安静、舒适、温暖且光线柔和的空间，避免干扰。以舒适的姿势进行放松。

1. **音乐选择**　挑选舒缓的古典音乐、自然声音（海浪声、鸟鸣声等）或轻音乐，确保音量适中，既不吵闹影响放松效果，也不过轻让人难以专注。

2. **心态准备**　保持开放心态，放下杂念，专注音乐与自身感受。

3. **引导放松**　以舒适的姿势坐下或躺下，闭眼后深呼吸，慢吸气感受腹部膨胀，再慢呼气感受腹部收缩，重复几次以放松身体和心情。从头部开始放松身体各部位，如"放松额头，感受肌肉松弛""放松肩膀，让自己下沉"等。

4. **引入音乐**　放松后播放选好的音乐，先以较低音量让其融入背景，再逐渐增加音量至适中水平。将注意力集中在音乐节奏、旋律、音色等元素上，想象自己置身于音乐所描绘的美丽森林、宁静海边等场景中。

5. **沉浸阶段**　音乐播放过程中保持安静，沉浸其中继续放松，提醒自己放松身体、专注音乐。随着音乐进行深化体验，感受音乐带来的情绪变化，与音乐元素互动。

6. **逐渐唤醒**　音乐接近尾声时，慢慢活动手指和脚趾，再活动身体其他部位，然后慢慢睁开眼睛，感受周围环境，回到现实。

（三）系统脱敏法

系统脱敏法可帮助滑雪医生缓解压力与恐惧。以滑雪医生在冰状雪陡坡上通过狭窄通道及各种障碍物时感到恐惧为例。首先要认识到这种恐惧和巨大压力是正常反应，能够通过逐步训练克服。滑雪医生可通过自我觉察或与人沟通，分析自身压力与恐惧的来源，进而制订有针对性的训练计划，逐步提升抗压能力。可通过以下步骤进行系统脱敏训练。

1. **从低等级开始脱敏**　制订循序渐进的训练计划，从基础的滑雪技术开始，以逐渐暴露的方式，先从坡度较平缓处开始训练，建立信心。

2. **逐步升级脱敏**　逐步增加雪道坡度和陡坡长度，让身体和心理逐渐适应雪道的难度，并将大目标分解成小任务，以便更好地逐个实现。在技能提升过程中通过心理暗示和自我鼓励，建立自身能够克服恐惧的信心，从而减轻压力。

3. **巩固、维持效果**　难易结合，对于已经挑战成功的高难度滑行，要搭配难度较低的滑行，交替进行，既不长时间面对高难度、高压力，也要巩固技术水平,建立信心,以达到减压的目的。

(四)自我对话和滑雪医生之间的相互支持

1. **积极的自我对话**　用鼓励和肯定的话语给自己加油打气,比如"我有足够的能力完成赛事救援保障工作""每一次雪道上的滑行都让我的滑雪技术更好",关注自己的进步和成就,改变消极的思维模式,建立自信。

2. **认知改变**　通过自我反思参加训练及救援工作的原因和动机,改变认知,转移注意力,正确看待救援工作带来的挑战和机遇,相信自己能够胜任,并能从中获得成长和收获。

3. **同频共情的交流**　滑雪医生之间互相倾诉自己在训练和赛事保障中的感受和经历,分享自己的经验和故事,释放心理压力,从而减轻恐惧和焦虑,增强自信心和成就感。彼此共同的经历和相似的感受,可使交流更具减压的效果。

第二篇

滑雪技术篇

第五章 滑雪医生的滑雪器材及安全防护

第一节 滑雪医生的服装

滑雪医生群体对装备有高度要求,适当的装备不仅能提高滑雪的性能和舒适度,还能在关键时刻为滑雪医生提供必要的安全保护。

一、滑雪服的选择

滑雪医生在选择滑雪服时,主要考虑的因素包括保暖性、防水性和透气性。现代滑雪服利用高科技材料,如特氟龙膜,这些材料不仅能防风防水,还具有良好的透气性,能确保身体在剧烈运动时或者在救援点等待过程中的舒适度及保暖性,如图5-1所示。

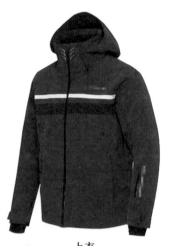
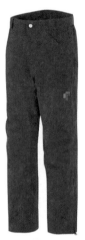

上衣　　　　　　　　　　　　裤子

图 5-1　滑雪服

1. **保暖性**　滑雪服的内层通常采用聚酯纤维或羽绒,这些材料有助于体温的保持。例如,使用飘丽绒的滑雪服,其轻薄而保暖的特性适合低温环境下执行救援和赛会救援保障工作。

2. **防水性**　外层材料需要能抵御严寒和潮湿的环境。应用防水透气技术的面料如高泰克斯,能有效阻挡外界水分,同时排出体内的湿气。

3. **透气性**　透气性好的滑雪服可以帮助排出运动时产生的热量和汗水，保持身体的干燥。应用透气技术的面料如 DryVent 的装备，特别适合剧烈运动时穿着。

二、手套的选择

滑雪医生在选择手套时，要考虑手套的保暖性、防水性及手部动作的灵活性。市场上有专为滑雪设计的手套，通常包含一个防水外层和一个保暖内层，且手指部分有足够的活动空间以便握持滑雪杖或者进行救援操作（图 5-2）。

1. **材质**　许多高端滑雪手套使用羊皮或人造材料制成，内衬为羊毛或合成纤维，如新雪丽保温材料，这种材料即使在潮湿条件下也能保持保暖性能。

2. **设计**　为了增加灵活性，一些手套在关节处使用了额外的褶皱设计，允许手指更自由地移动。此外，部分手套还设计有可拆卸的内衬，便于清洗和适应不同的温度。

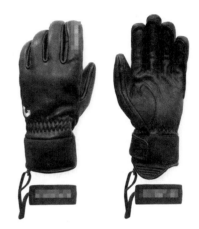

图 5-2　滑雪手套

三、护目镜的选择

滑雪时视线的清晰至关重要，尤其对于滑雪医生。护目镜必须能适应各种气象条件，应具有防雾、防风和 UV 保护等性能（图 5-3）。

1. **镜片类型**　双层镜片可以有效防止镜片内外温差导致的起雾问题。此外，变色镜片能根据光线强度自动调节透光率，适合多变的天气条件。

2. **框架与舒适性**　框架应选择轻便且能紧密贴合面部的材料，如使用软性泡沫，以增加贴合度。合适的护目镜框架设计可以提高穿戴舒适性并减少风雪侵入。

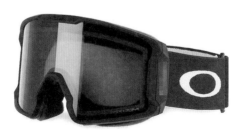

图 5-3　滑雪护目镜

第二节 滑 雪 器 材

一、滑雪板的选择

滑雪板是滑雪医生装备中最核心的部分,不同类型的滑雪板被设计用于应对不同的滑雪条件和技术需求。对于滑雪医生而言,滑行稳定性好的雪道滑行板是比较好的选择(图5-4)。

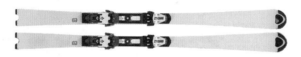

图5-4 滑雪板

二、滑雪鞋的选择

选择合适的滑雪鞋对于确保滑雪医生在工作过程中保持舒适性和发挥滑行性能至关重要。适宜的滑雪鞋不仅可以提供支持和保护,还能显著影响滑雪技术的执行和改善(图5-5)。本部分将详细探讨如何根据尺寸、硬度和舒适度选择合适的滑雪鞋。

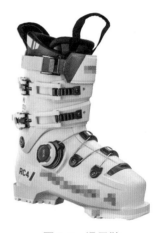

图5-5 滑雪鞋

(一)尺寸的选择

适宜的滑雪鞋尺寸是确保滑雪时舒适度和控制力的关键。一个合适的滑雪鞋应紧贴脚部,但不应造成压迫感。以下是选择滑雪鞋尺寸时应考虑的因素。

1. **脚长匹配** 滑雪鞋的尺寸通常按脚长的厘米数来确定。选择时应确保靴子内部没有多余的空间,脚趾在靴子内部能轻微触及前端。

2. **宽度匹配** 除了长度外,鞋子的宽度也非常重要。滑雪鞋的宽度应该能够容纳脚部的最宽部分,同时保证足够的支撑性而不产生不必要的摩擦。

3. **试穿技巧** 购买时穿上滑雪袜进行试穿,站立时脚趾应轻微触及鞋子前端,当膝盖向前弯曲成滑雪姿势时,脚趾应能自然收回,不再触及前端。

(二)硬度的选择

滑雪鞋的硬度决定了其提供的支持程度和传递动力的能力,通常用数值表示,数值越高,靴子越硬。滑雪医生一般根据自身的滑行技术水平选择硬度范围在90~130之间的滑雪鞋较为合适。

三、滑雪杖的选择

滑雪杖是滑雪医生装备中的重要组成部分，不仅帮助滑雪医生保持平衡，还在其执行各种救援任务时起到至关重要的作用。正确选择滑雪杖是确保安全和提高滑雪技能的关键（图5-6）。

（一）滑雪杖的长度选择

1. **基本方法**　穿上滑雪靴后，将滑雪杖倒握在手中，杖柄向下接触地面。在小臂与地面形成90°时，杖的长度即为适合的长度。

2. **细节调整**　对于主要在平坦地面滑行的滑雪者，可能需要稍短的滑雪杖以便于更快的操作；而对于在深雪或不平坦地形中滑行的滑雪者，选择稍长的滑雪杖有助于提供额外的支撑和平衡。

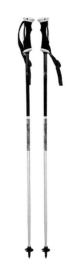

图 5-6　滑雪杖

（二）滑雪杖的使用技巧

正确使用滑雪杖不仅能帮助滑雪者维持平衡，还能有效地助力滑行动作的执行，特别是在转弯和加速过程中。本部分将介绍如何正确握持滑雪杖。

1. **握持步骤**　将手从手腕带下方穿过，然后从上方握住杖柄，确保手腕带能在手掌下方形成支撑。手腕带的使用不应过紧，以免影响血液循环或造成不适，但需要足够紧密以支持手腕在运动中的负荷。

2. **杖柄的握法**　握持杖柄时手指应自然环绕，拇指和示指轻轻对抵，形成稳固但不僵硬地握持。这样可以在需要时快速调整握力或方向。

第三节　热 身 动 作

滑雪医生的工作场景都是在滑雪场的低温环境下，全面且充分的热身运动对于滑雪医生保证自身安全、预防运动损伤有积极的作用。同时，能够保证滑雪医生更高效地完成救援任务。

一、心血管热身活动

心血管热身活动旨在提升心率和体温，为更高强度的活动做准备。以下列举几种有效的心血管热身方法。

1. **快步走或慢跑**

（1）步骤：在平坦地面上开始以快步走或慢跑的方式逐渐增加速度。

（2）持续时间：持续进行5分钟，以轻松的节奏开始，逐渐加速到轻微出汗的状态。

（3）注意事项：保持身体直立，肩膀放松。

2. 跳绳

（1）步骤：使用跳绳进行连续跳跃。

（2）持续时间：持续2分钟，可以分几个短周期进行。

（3）注意事项：着地时用前脚掌触地，以减少对膝关节的冲击。

3. 原地踏步

（1）步骤：在原地快速抬起膝盖至胸前高度，交替进行。

（2）持续时间：持续2分钟。

（3）注意事项：确保背部直立，膝盖抬高到最大限度，以充分激活腿部肌肉。

通过这些心血管热身活动，可以有效提升全身血液循环，为接下来的拉伸做好准备。

二、动态拉伸活动

动态拉伸是热身的重要组成部分，它通过模拟滑雪运动中的动作来增加关节活动范围和肌肉温度，为身体提供必要的活动准备。

1. 头颈部运动

（1）步骤：双手持滑雪杖直立站稳，分4小节做头颈部运动。1～2节头部分别向前、后、左、右四个方向进行2拍的振动，3节头部顺时针方向绕环，4节逆时针方向绕环（图5-7）。

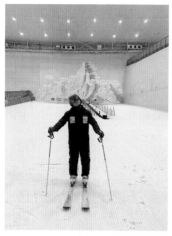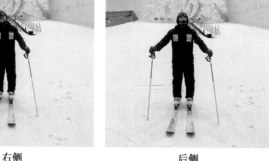

右侧　　　　　　　　　后侧

图5-7　头颈部运动

（2）持续时间：4×8拍。

（3）注意事项：运动幅度由小到大。

2. 肩关节运动

（1）步骤：双手持杖直立站立，双手带雪杖插在雪板板头前外侧并带动做直臂体前屈动作（图5-8）。

（2）持续时间：4×8拍。

（3）注意事项：肩关节充分打开，上体充分向下振动。

3. 转体运动

（1）步骤：直体站立，双雪杖于体后交叉，身体向两侧转动，先向左，再向右，每侧2拍（图5-9）。

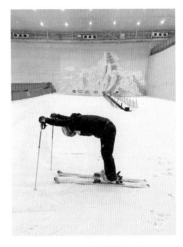

图5-8 肩关节运动

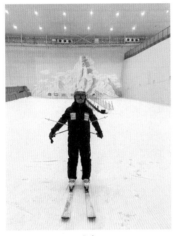 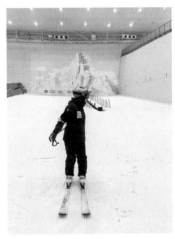

准备 　　　　　　　　　　　　　左侧

图5-9 转体运动

（2）持续时间：4×8拍。

（3）注意事项：躯干部位整体转动。

4. 膝关节运动

（1）步骤：双板打开比肩部略宽，上体前倾，躯干以髋关节为轴向左、右两侧下压，同时大腿向内拉伸，活动膝关节，拉伸大腿内侧肌群（图5-10）。

（2）持续时间：4×8拍。

（3）注意事项：身体向前，向两侧下压时要柔和。

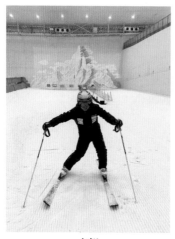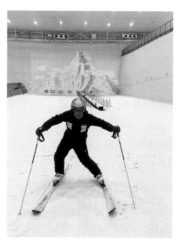

右侧　　　　　　　　　　左侧

图 5-10　膝关节运动

5. 交替滑步

（1）步骤：直体站立，双板与髋关节同宽，右板向正前方，左板向正后方振动拉伸，每侧腿2拍（图5-11）。

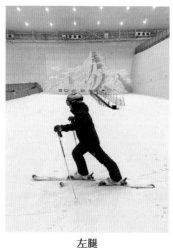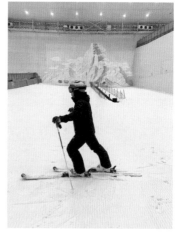

左腿　　　　　　　　　　右腿

图 5-11　交替滑步

（2）持续时间：4×8拍。

（3）注意事项：身体保持中立，维持平衡，前后振动拉伸幅度逐渐增加。

6. 踝关节运动

（1）步骤：直体站立，双雪杖在两侧撑立于雪面，先提起右腿雪板同时带动踝关节,以雪板中线为轴向内侧和外侧各转动一次,然后放下,再提起左腿雪板,重复同样动作(图5-12)。

(2)持续时间:4×8拍。

(3)注意事项:充分调动踝关节带动雪板。

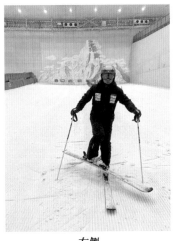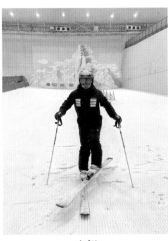

右侧　　　　　　　　　　左侧

图 5-12　踝关节运动

7. 全身运动

(1)步骤:直体站立,双手合握双雪杖,向上举起,双杖向上振2拍,躯体向前,向下屈体,双雪杖向下振2拍(图5-13)。

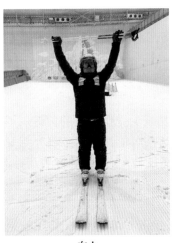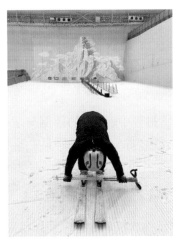

向上　　　　　　　　　　向下

图 5-13　全身运动

（2）持续时间：4×8拍。

（3）注意事项：向上时身体完全打开，向下时充分屈体。

8. 跳跃运动

（1）步骤：直体站立，身体略下蹲，双脚同时发力向上跳跃，并在最高点处身体完全打开（图5-14）。

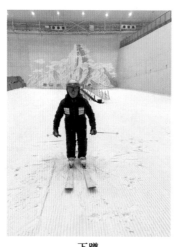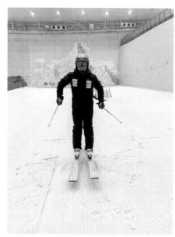

下蹲 跳起

图 5-14 跳跃运动

（2）持续时间：4×8拍。

（3）注意事项：下蹲准备不宜过深，需要双脚同时发力。

通过这些专门为滑雪设计的动态拉伸活动，滑雪者可以更好地模拟和准备滑雪中的关键动作，以有效预防运动伤害，并提升滑雪技术动作的准确性。

第四节 安全摔倒与站起

在滑雪过程中，正确的摔倒与站起是减少受伤风险的关键。了解如何控制和管理摔倒，能够有效地降低严重伤害的可能性。本节将介绍安全摔倒的基本要点、技术要点、预防措施、保护装备的使用、站起的方法及要点。

一、安全摔倒的基本要点

1. **预见性放松** 在感觉到即将失去平衡并可能摔倒时，关键是尽量放松身体，因为紧张的肌肉更容易受伤。练习在受控环境中有意识地放松，可以帮助在实际滑雪时更自然地做到这一点。

2. **避免直接冲击**　尽量避免身体直接以硬部位（如肘部、膝盖或头部）首先接触地面。学习如何使用身体的侧面或肌肉较多的部分来缓冲。

二、安全摔倒的技术要点

安全摔倒的技术要点如下（图5-15）。

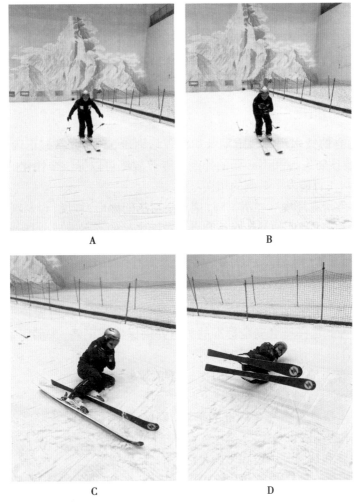

图5-15　安全摔倒的技术要点
A—扔掉滑雪杖；B—迅速降低重心；C—侧摔；D—抬起滑雪板

1. **扔掉滑雪杖**　在主动摔倒时，首先顺势扔掉滑雪杖，防止滑雪杖在摔倒过程中对人员造成伤害。

2. **迅速降低重心**　当感觉失去平衡时，第一时间要做的就是迅速下蹲，降低重心,这样可以帮助你保持稳定,减少冲击力。

3. 选择安全的摔倒姿势 尽量用身体的大面积部位接触地面,比如臀部、背部,这样可以分散冲击力,减少伤害。千万不要用手撑地,否则容易造成手腕骨折。

4. 抬起滑雪板 在摔倒的过程中,要尽量保持对滑雪板的控制,避免它们乱飞或者划伤自己。可以把滑雪板稍微抬起,防止它们插入雪中导致伤害。

5. 避免翻滚 翻滚是最危险的摔倒方式之一,因为它会增加你受伤的风险。所以,在摔倒时尽量保持身体的稳定,不要翻滚。

6. 保持冷静 摔倒后不要慌张,应保持冷静,观察周围情况,确认安全后再尝试站起来。

三、预防措施

1. 适当的技术训练 定期参加滑雪培训班,学习并掌握正确的滑雪技术,能有效预防失控和不必要的摔倒。专业教练可以提供个性化的指导,帮助识别和纠正可能发生摔倒的错误习惯。

2. 熟悉滑雪环境 在滑雪前,应对滑雪场的地形、坡度,以及雪质状况有充分的了解。适当评估并选择符合自身技能水平的滑雪道,注意标示和警告,避免进入超出自己技术范围的区域。

四、保护装备的使用

1. 头盔 滑雪时必须佩戴合适的头盔,它可以在摔倒时保护头部,避免严重的伤害。选择符合安全标准的头盔并确保佩戴正确,头盔应紧贴头部,下颌带应合适且不松动(图 5-16)。

2. 护脊 护脊可以在摔倒时保护脊椎不受伤害,特别是在较高的坡度摔下时。选用适合自己体型且符合安全标准的护脊,确保在活动中不影响滑雪动作。

3. 护膝和护腕 膝盖和手腕是滑雪时容易受伤的部位。使用护膝和护腕可以在摔倒时减轻冲击,防止关节和韧带损伤。要确保这些保护装备适合自身尺寸,舒适合身且不滑动。

通过这些预防和保护措施,滑雪者可以显著降低摔倒时的受伤风险。结合正确的摔倒技巧,滑雪者可以更加自信地享受滑雪带

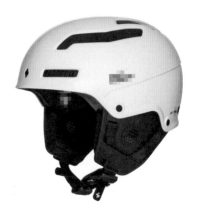

图 5-16 滑雪头盔

来的乐趣,同时确保安全。总之,安全摔倒的技能训练加上恰当的预防措施和保护装备的使用,共同构成了滑雪安全的重要基础。

五、站起的方法及要点

在滑雪过程中,正确安全地站起是基本技能之一,特别是在不同坡度的滑雪场地上。本部分将介绍站起的两种方式、四种方法:方式一为不脱板站起,包括撑杖站起、徒手站起、八字站起;方式二为脱板站起,方法是打开固定器站起。

1. 撑杖站起(图 5-17)

(1)滑雪摔倒后,首先要迅速调整身体方向,确保身体朝向山坡上方,雪板则位于下方。

(2)接下来将双板平行放置,垂直于滚落线,以增加稳定性。

(3)山坡下侧的雪板(即山下板)的内刃和山坡上侧的雪板(即山上板)的外刃须刻入雪面,提供支撑。

(4)然后,将双雪杖并拢,握住两端,利用雪杖的支撑力缓缓站起。

(5)在站起的过程中,要始终保持身体平衡,站起后应立即观察周围环境,确认安全后迅速撤离到安全区域。

2. 徒手站起(图 5-18)

(1)摔倒后,首先调整身体方向,使身体朝向山坡上方,雪板则位于下方。

(2)保持双板平行且垂直于滚落线,山下板内刃和山上板外刃刻入雪面以稳固身体。

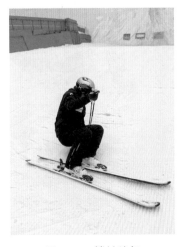

图 5-17　撑杖站起

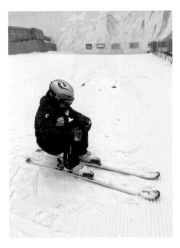

图 5-18　徒手站起

（3）然后用手支撑地面，借助手臂的力量，慢慢将身体抬起。

（4）在站起的过程中，要注意保持身体平衡，避免再次摔倒。

（5）站起后，应立即环顾四周，确认安全后迅速撤离到安全区域。

3. 八字站起（图5-19）

（1）滑雪摔倒后，先调整身体方向，使身体朝向山坡上方，雪板则位于下方。

（2）然后趴在雪面上，板头朝外，将雪板呈"八字"形状放置，以增加稳定性。

（3）双板的内刃需刻入雪面，以提供支撑力。

（4）接下来用双手交替支撑地面，慢慢将身体抬起。

（5）在站起的过程中，要保持身体平衡，避免翻滚或滑倒。

（6）站起后，应立即观察周围环境，确认安全后迅速撤离到安全区域。

4. 打开固定器站起（图5-20）

（1）摔倒后，先调整身体方向，使身体朝向山坡上方，雪板则位于下方。

（2）保持双板平行且垂直于滚落线，以增加稳定性。

（3）然后用手向下按压固定器的后端，将雪板从脚上脱下。

（4）在脱下雪板的过程中，要保持身体平衡，避免摔倒或受伤。

（5）脱下雪板后，借助手臂的力量慢慢站起。

（6）站起后，应立即环顾四周，确认安全后迅速撤离到安全区域。

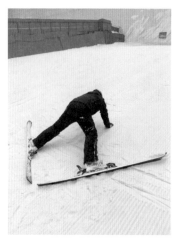

图5-19　八字站起

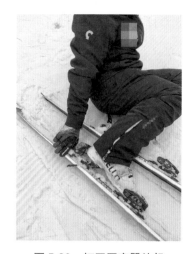

图5-20　打开固定器站起

第五节　滑雪场雪道安全规则及标志

一、雪道安全规则

国际滑雪联合会制定了严格的雪道安全规则，以确保滑雪者在滑雪过程中的安全。滑雪医生群体更应该熟知这些准则。

1. **尊重原则**　无论是双板还是单板滑雪者，都应该遵循以下行为准则：绝不做出将会损伤或致使他人受伤的行为。

2. **自控原则**　无论是双板还是单板滑雪者，都应当让自己的滑行处于可控范围之内。其滑行速度和方式应当和其个人滑雪水平相符，并且应根据地势、雪质、天气和雪场人口密度来选择以何种方式滑行。

3. **选择安全线路原则**　后方滑雪者务必要选择不危及前方滑雪者的线路滑行（前方滑雪者有雪道使用的优先权）。

4. **超越原则**　从后方或侧方超越其他滑雪者时，请保持足够距离。

5. **进入雪道、启动、爬坡原则**　当滑雪中途稍作休息重新开始，或者向坡上攀爬时，务必保证不会危及自己和他人的安全。

6. **停留地点原则**　除非必须，滑雪者应避免停留在雪道中间、赛道、狭窄的雪道、视线易受阻的地方，若经过上述地点，请尽快通过。

7. **两侧行走原则**　如需在雪道上行走，请务必选择在雪道两侧。

8. **注意警示标识原则**　请滑雪者务必对信号牌、指示牌和指示物保持足够的重视。

9. **协助原则**　一旦遇见事故，每个滑雪者都有义务去帮助受伤的人。

10. **事故确定身份原则**　事故发生后的滑雪者或者目击者，无论是否有相关责任，都应彼此留下联系方式。

二、雪道上的救援准则

滑雪医生在雪道上进行救援时，需要遵循以下准则。

1. **具备专业技能**　救援人员须具备必要的专业技能，并接受过相应的培训，熟悉救援装备的使用方法。

2. **保持警惕**　救援时必须随时保持警惕，遵循安全操作规程，确保自身安全，避免进一步的危险。

3. **相互沟通**　救援人员之间必须相互沟通，使用统一的暗号、手势和通信设备，确保救援行动的高效协调。

4. **自救原则**　牢记"先己后人"的原则，自救是最重要的。若救援人员处于危险中,应及时向其他队员发出求救信号,并寻找合适的避险位置。

5. **熟悉环境** 救援人员应熟悉常见的雪崩预警信号和雪崩预防知识,掌握逃生和自救技巧,及时警戒危险场所,避免因不慎引发次生灾害。

6. **急救技术** 救援人员应熟悉急救技术,包括但不限于常见的冻伤、低温症、骨折等的处理方法,及时为伤员提供紧急救助。

7. **评估风险** 需要充分了解被困人员的情况和需求,合理评估救援风险,采取相应的救援策略。

8. **团队合作** 团队合作至关重要,救援人员应相互配合,互相提供支持和帮助,确保救援行动的顺利进行。

以上就是雪道救援的主要准则,它们对于滑雪医生保障救援行动的成功和被困人员的安全至关重要。

三、国家最新标准的雪道安全标志

为了确保滑雪者在雪道上的安全,国家制定了最新的雪道安全标准《冰雪运动场所用安全标志》(GB/T 40232—2021)。滑雪医生必须要明确认识这些标志,以确保在雪场环境下安全地开展工作。这些标志主要包括以下几类。

1. **禁止标志** 包括禁止将肢体伸出雪橇、禁止酒后进入、禁止佩戴长围巾、禁止雪地摩托、禁止使用雪橇、禁止使用双板滑雪、禁止使用单板滑雪、禁止滑雪、禁止宠物入内和禁止滑冰,这些标志用于提醒滑雪者避免上述危险行为(图 5-21)。

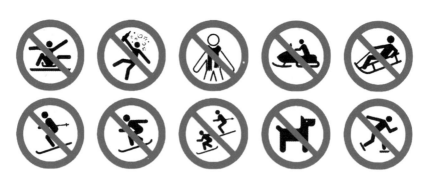

图 5-21 禁止标志

2. **警告标志** 包括当心拖牵陡坡、当心滑雪道左转弯、当心雪崩、当心碰撞、当心滑雪道右转弯、当心冰锥坠落、当心野生动物、当心悬崖、当心裂隙、当心屋顶积雪滑落、当心造雪机、当心压雪车和当心雪地摩托车,这些标志用于提醒滑雪者注意潜在的危险(图 5-22)。

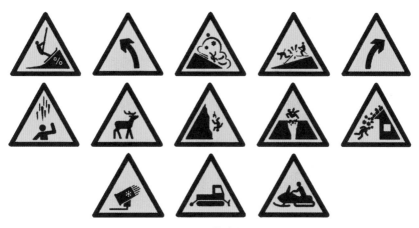

图 5-22　警告标志

3. **指令标志**　包括必须戴滑雪头盔、必须戴滑雪镜、儿童必须由成人陪同、必须将长发收起、必须单手握滑雪杖、必须将背包抱在怀中、必须保持吊椅平衡、必须保持滑雪板平行向前、必须向左离开拖牵轨道、必须从左侧下拖牵、必须从右侧下拖牵、必须下吊椅、必须从左侧下雪橇、必须从右侧下雪橇、必须保持距离、必须排队/必须单列排队、必须双列排队、必须三列排队、必须四列排队、必须左侧离开、必须右侧离开和必须两侧离开，这些标志用于指导滑雪者采取必要的安全措施（图 5-23）。

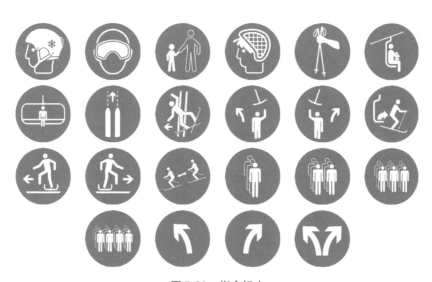

图 5-23　指令标志

4. 安全状况标志 包括雪地救生船和避难处,这些标志用于指示滑雪者在遇到紧急情况时迅速找到救援人员或设备(图5-24)。

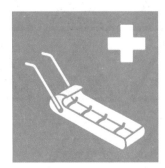 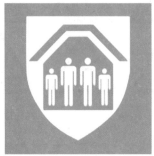

图 5-24　安全状况标志

第六章　滑雪医生的基础滑行技术

本章介绍了滑雪医生技术教学中的基础滑行技术。简明地总结了滑雪医生从零基础开始所必须掌握的基础滑行技术及适合滑雪医生的一些训练方法和手段。同时也为滑雪医生的滑雪技术进修提供了详实的参考。

第一节　平地滑行及原地转向

平地滑行和原地转向是滑雪医生在初学阶段必须掌握的基本技能。它们为滑雪者提供了稳定的平衡和基础动作,是进一步学习滑雪的关键。本节将详细介绍平地滑行和原地转向的技巧,包括正确的姿势、动作步骤及常见错误与纠正方法。

一、平地滑行的技术要点

1. 交替滑步(图6-1)

(1)在平地滑行时,交替滑步是一种基础且实用的技术。它与我们在陆地上行走的方式颇为相似,但需要注意的是,双板必须保持平行。

(2)当左板向前滑动时,右手雪杖应同步向前摆动并撑住雪面,以提供稳定的支撑力。

(3)左右雪板与雪杖的交替应当流畅且协调,步伐不宜过大,以确保雪板始终与雪面保持接触,从而维持滑行的稳定性和连续性。

2. 同时推进(图6-2)

(1)同时推进是一种更为高效的平地滑行技术。在双板保持平行的基础上,双手应同时向前摆动,并将重心前移,以增加滑行的动力。

(2)此时,双雪杖应在固定器前外侧用力支撑,并同时推进,以产生更大的滑行速度。

(3)这种技术需要良好的平衡感和协调能力,但通过练习,可以逐渐掌握并享受到它带来的滑行乐趣。

3. 蹬冰步

(1)蹬冰步是一种模仿滑冰动作的滑行技术,它可以在平地滑行中提供额外的速度和动力。

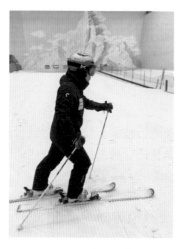
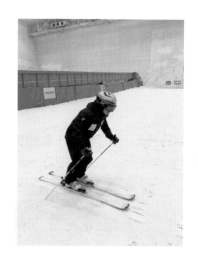

图 6-1 交替滑步 图 6-2 同时推进

（2）在滑行过程中，可以像滑冰一样，将一只脚（例如右脚）的雪板内刃向外蹬出，同时用另一只脚（左脚）的雪板外刃向内收回，以产生向前的推力。

（3）在这个过程中，双手和雪杖可以协助保持平衡和稳定。通过反复练习蹬冰步，可以提高滑行速度，并在滑雪过程中更加自如地掌控自己的节奏和速度。

二、原地转向的技术要点

1. 原地踏步转向

（1）板尾移动法：如图 6-3 所示。

1）首先，保持双板平行，确保板头稳定不动。

2）然后将一只滑雪板的板尾向外移动，打开一定的角度，接着另一只板跟随并收拢至平行状态。

3）重复这个过程，始终向相同方向依次交替，就能够轻松完成原地踏步转向。

4）这种方法需要良好的平衡感和板尾控制的能力。

（2）板头移动法：如图 6-4 所示。

1）开始时，同样保持双板平行，但这次要确保板尾稳定不动。

2）接着将一只滑雪板的板头向外移动，打开角度，然后另一只雪板紧跟其后并收拢至平行状态。

3）通过不断向相同方向交替进行，可以顺利完成转向。板头移动法更注重板头的灵活性和控制力。

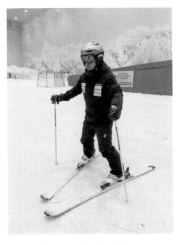

图 6-3　板头固定转向

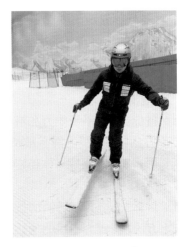

图 6-4　板尾固定转向

2. 原地 180° 转向（图 6-5）

（1）首先，保持双滑雪板平行，双手持杖在两侧提供支撑。

（2）然后提起山下板，使其板尾直立于雪面上。

（3）接下来，以板尾为轴，将山下板向后转动 180°，同时用山下板的外刃刻住雪面以保持稳定。

（4）最后，雪杖随身体转动，另一只雪板则收回至平行状态。这种转向方法需要较高的平衡能力和对雪板的精准控制。

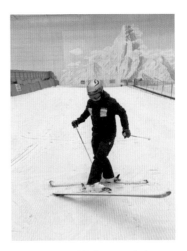

图 6-5　原地 180° 变向

三、常见错误与纠正方法

1. **失去平衡**　如果滑雪者经常失去平衡，可能是姿势不正确或动作过于急促所致。建议重新调整姿势，保持身体放松，并逐渐增加动作的幅度和速度。

2. **转向不流畅**　如果转向动作不够流畅，可能是因为动作过于生硬或不够自然。建议放松身体，自然流畅地进行转向动作，避免过度用力。

3. **加强核心稳定性**　如果在练习中频繁失去平衡，可能是核心肌群不够稳定。加入核心训练，如普拉提或瑜伽，可以增强核心力量，提供更好的身体控制。

4. 注意视线方向 练习中应注意视线的方向,始终看向前方或预期的转向方向。这有助于身体自然地调整至正确的方向,提高转向的准确性。

四、练习方法

1. 平地滑行练习

（1）目标:增强平衡能力和滑行控制力。

（2）方法:在平缓的滑雪坡道上,练习用一只脚轻推,然后换另一只脚,逐步延长滑行距离,保持身体稳定,避免晃动。

2. 原地转向练习

（1）目标:掌握控制转向的技巧。

（2）方法:在较为平坦的地区,练习站立时通过移动重心和轻微调整脚部位置来转向,并逐渐增加转向的幅度,注意保持上身稳定。

3. 增加练习复杂度

当基本的平地滑行和原地转向掌握后,尝试在轻微的坡度上练习,逐渐适应更复杂的地形和速度。这有助于提高在实际滑雪中的适应性和反应能力。

结语: 通过掌握这些平地滑行和原地转向的基本技巧,滑雪者可以更加自信地掌握滑雪的基本动作,并为学习更高级的滑雪技能打下坚实的基础。持续的练习和技能整合是提升滑雪水平的关键。

第二节 登 坡 技 术

一、登坡技术的技术要点及常见错误

登坡技术是高山滑雪技能中极为重要的一环,掌握如何有效地登上雪道对于提高滑雪技术和保障滑雪医生的滑雪救援活动至关重要。本部分将探讨登坡的基础技术和针对不同类型雪道的特定策略,以及登坡技术的常见错误。

（一）登坡技术的技术要点

1. 交替登坡 交替登坡是高山滑雪中在缓坡上常用的一种登坡技术,是滑雪医生在执行救援任务中在登上索道站附近等微缓坡情况下使用的技术(图6-6)。

（1）它的动作与交替滑步相似,但更侧重

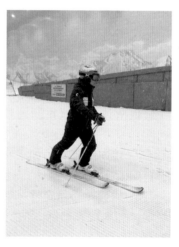

图6-6 交替登坡

于向上的推进力。

（2）在缓坡上，双臂需用力撑杖，并与腿部动作紧密配合，共同推动身体向上登坡。

（3）这种技术需要良好的平衡感和协调能力，通过反复练习，可以逐渐掌握并提高登坡的效率。

2. 八字登坡 八字登坡是一种适用于中级难度雪道的登坡技术，是滑雪医生在救援场景下快速向上移动的比较好的技术手段（图6-7）。

（1）面向登坡方向，将雪板成"V"形外八字放置，双板内刃刻住雪面以提供稳定支撑。

（2）然后通过右板承重，左板向斜前方跨出的方式，逐步向上登坡。

（3）在跨出过程中雪杖在身体两侧交替支撑，以辅助腿部动作。

（4）这种方法需要较强的腿部力量和良好的雪板控制能力。

3. 横登坡 横登坡是一种在特定条件下使用的登坡技术，特别适合滑雪医生的救援活动，适用于需要横向移动的情况及坡度极陡的场地（图6-8）。

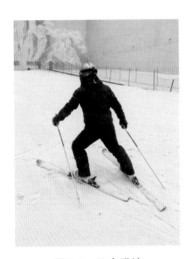

图6-7 八字登坡

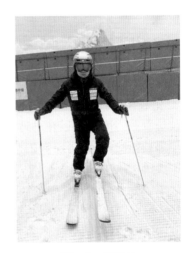

图6-8 横登坡

（1）双板保持平行，垂直于滚落线放置，山下板内刃刻住雪面，单腿支撑身体。

（2）然后抬起山上板向登坡方向跨出，并确保其外刃刻住雪面以提供稳定支撑。

（3）接下来将山下板收拢至平行状态，并依次进行下一步的跨出动作。

（4）这种技术需要较高的平衡能力和对雪板的精准控制，通过练习可以逐渐掌握并应用于实际滑雪中。

（二）登坡技术的常见错误

1. **姿势不正确**　在登坡过程中,如果身体姿势不正确,比如过于前倾或后仰,都会影响平衡和稳定性,导致滑雪者难以有效控制雪板。正确的姿势应该是保持身体直立,微微前倾,以便更好地控制雪板和分配重心。

2. **雪杖使用不当**　雪杖在登坡中起到重要的辅助作用,但如果使用不当,比如撑杖位置不对或力度不足,都会影响登坡效果。应该根据坡度、雪质和个人技术特点,合理调整雪杖的撑杖位置和力度,以充分发挥其支撑和推进作用。

3. **腿部动作不协调**　登坡时,腿部动作需要协调配合,如果动作不流畅或节奏不对,会影响登坡的效率和稳定性。应该注重腿部肌肉的锻炼和协调性的训练,以提高登坡技术的水平。

4. **对雪板控制不足**　在登坡过程中,对雪板的控制力是关键技术之一。如果滑雪者对雪板的控制力不足,比如无法准确控制雪板的滑行方向和速度,就容易出现失误。因此,需要加强雪板控制力的训练,提高滑雪技术的稳定性和安全性。

二、登坡技术的训练方法

1. **平衡感练习**　平衡是登坡技术的基础,可以通过在平地或缓坡上练习单腿站立、双腿交替抬起等动作,来增强腿部肌肉力量和平衡感。同时,注意保持身体直立,微微前倾,以便更好地控制雪板和分配身体重心。

2. **雪杖使用技巧训练**　雪杖在登坡中起到重要的辅助作用,要掌握正确的撑杖位置和力度。可以在平地或缓坡上,双手持杖,模拟登坡动作,注重雪杖与腿部动作的协调配合,以提高撑杖的效率和推进力。

3. **腿部动作训练**　登坡时,腿部动作需要流畅且有力。可以通过在平地或缓坡上,进行交替滑步、蹬冰步等腿部动作练习,来增强腿部肌肉的力量和协调性。同时,注意保持节奏和稳定性,避免出现动作失误。

4. **雪板控制力训练**　对雪板的控制力是登坡技术的关键。可以通过在缓坡上进行八字登坡、横登坡等练习,来增强对雪板的掌控能力。同时,注意根据坡度、雪质和个人技术特点,合理调整雪板的滑行方向和速度。

第三节　直　滑　降

一、直滑降的基本技术和速度控制

直滑降是滑雪基本技能中的一个重要组成部分,它要求滑雪者在滑行过程中保持基本滑行姿势并控制直线滑行。直滑降是高山滑雪滑行技术中的重要基础技术(图6-9)。

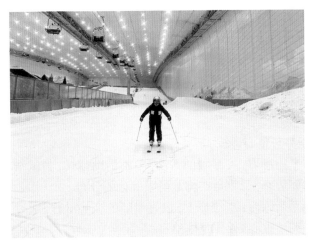

图 6-9　直滑降

（一）直滑降的技术要点

高山滑雪直滑降技术是滑雪运动中的基础技术之一，其技术要点可以归纳为以下几点。

1. **身体姿势**　在直滑降过程中，身体应保持直立，微微前倾，以便更好地控制滑雪板和分配重心。同时，双膝微屈，双脚与肩同宽，脚尖稍微内扣，以保持身体的稳定性和平衡感。这种姿势有助于减少空气阻力，提高滑行速度。

2. **视线与方向**　直滑降时，视线应始终注视前方，保持头部稳定，不要左右晃动。同时，要明确自己的滑行方向，沿着预定的路线滑行，避免偏离轨道。在滑行过程中，可以根据需要微调身体姿势和雪板角度，以保持正确的滑行方向。

3. **雪板控制**　在直滑降过程中，对雪板的控制力至关重要。要保持双板平行，避免雪板交叉或偏离轨道。在滑行过程中，可以通过调整重心和腿部动作，来控制雪板的滑行状态。

4. **安全意识**　直滑降虽然是一项基础技能，但也存在一定的风险。在滑行过程中，要始终保持警惕，注意观察周围环境和其他滑雪者的动态。同时，要遵守滑雪场的规则，保持适当的距离和速度，避免发生碰撞或意外事故。

（二）直滑降的常见错误

1. **身体姿态与重心**　直滑降时，大多数初学者的身体位置太靠前或太靠后，这样的的错误动作容易导致重心后座的问题；由于腿部控制能力不足，双膝关节容易作出内扣的错误动作，同时出现双膝过直立、没有足够的膝关节角度的问题；由于重心分配没有保证双板平均承载体重，导致雪板在滑行中不能沿直线滑行。

2. 视线与滑行方向 滑行时,视线没有始终注视滑行方向,最容易出现的错误是低头看板。视线引导是能够保持直线滑行和保证安全的关键技术要领。

二、直滑降的训练方法

1. 基础姿势与重心训练

(1)静态平衡练习:在平缓的雪地上,不借助雪杖,尝试站立并保持身体直立微前倾的姿势,感受重量在脚掌前半部分的分布。

(2)动态平衡练习:在缓坡上,以直滑降的姿势滑行,通过身体在垂直方向上的屈伸来调整重心,保持身体稳定。

2. 视线与滑行方向训练

(1)目标注视练习:在滑行过程中,选择一个固定的视觉点作为目标,注视该点以保持头部稳定,同时根据目标调整滑行方向。

(2)路线规划练习:在滑雪前,先规划好滑行路线,并在滑行过程中不断调整身体姿势和雪板角度,以确保沿着预定路线滑行。

3. 雪板控制与滑行角度训练

(1)雪板平行控制练习:在缓坡上,以直滑降的姿势滑行,注意保持双板平行,避免交叉或偏离滑行轨迹。

(2)滑行角度调整练习:在不同的坡度和雪质条件下,尝试调整滑行角度,感受不同角度下滑行速度和稳定性的变化。

4. 综合技能训练 在初级道上,进行连续多次的直滑降练习,注意保持身体姿势的稳定和对雪板的控制。

第四节 犁 式 停 止

一、犁式停止的基本原理和技术要点

犁式停止又称作犁式刹车,是滑雪初学者最先学习的刹车技术之一。这种技术通过使用滑雪板的前端和边缘来制造雪地上的阻力,从而有效减缓速度并最终停止。掌握犁式停止法对于保证滑雪安全至关重要(图6-10)。

高山滑雪技术中的犁式停止法,是一种有效且常用的停止方法,特别适用于初学者和在较缓的坡上滑行时。以下是犁式停止法的详细阐述。

1. 基本姿势与重心调整 犁式停止法的基本姿势是双板呈犁状分开,即两板间距略宽于肩,板头微微向内收敛,板尾向外展开。这种板形能够增大

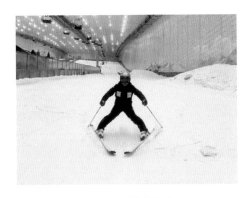

图 6-10　犁式停止

与雪面的接触面积,从而增加阻力,实现减速和停止。同时,滑雪者需要调整重心,将重心放在双脚之间,以保持身体的稳定性和平衡感。

2. **腿部动作与雪板控制**　在犁式停止过程中,腿部动作起着关键作用。滑雪者需要微微弯曲双膝,通过腿部的力量来控制雪板的滑行速度和方向。当需要停止时,可以逐渐加大双腿旋转推开雪板的角度,同时用小腿和脚踝的力量将雪板内侧边缘压向雪面,增加阻力。这样雪板就会在阻力的作用下逐渐减速,直至实现停止。

3. **视线与滑行方向**　在犁式停止过程中,视线同样重要。滑雪者需要注视前方,保持头部稳定,以便准确判断滑行方向和停止位置。同时,根据滑行速度和坡度情况,及时调整身体姿势和雪板角度,以确保能够平稳地停止。

二、不同速度和坡度下实施犁式停止的技术细节

随着滑雪者在滑雪技术上的进步,他们将需要在更高的速度和不同的坡度下实施犁式停止。在这些情况下,控制和精确度变得尤为重要。

(一)在高速下实施犁式停止

1. **增加摩擦力**　在高速滑行时,需要更大的摩擦力来有效减速。滑雪者应加大滑雪板内"八字"形的角度,并确保滑雪板的内侧边缘深深地切入雪面。随着速度的增加,可能需要更加显著地将重心向后移以增加刹车效果。

2. **控制身体姿势**　保持身体的稳定在高速下尤为关键。身体应保持轻微的前倾状态,以保持动态平衡,过度后仰可能导致摔倒或失控。双臂可以稍微张开,帮助维持平衡,并随时准备调整姿势以应对可能出现的不稳定性。

(二)在不同坡度上实施犁式停止

1. **缓坡**　在缓坡上,犁式停止相对容易实施,因为速度较慢,滑雪者有更多的时间调整姿势和滑雪板的角度。应用轻微的内"八字"形角度和适度的重

心后移通常足以在短距离内停下。

2. **陡坡**　在陡坡上，速度增加更快，滑雪者需要迅速且精确地调整滑雪板角度和分配重心来实施刹车。强烈推荐在安全区域或在教练的监督下练习陡坡上的犁式停止，以避免摔倒或其他危险。

第五节　犁式直滑降与制动

一、犁式直滑降与制动的原理和技术要点

（一）犁式直滑降与制动的原理

1. **犁式直滑降**　高山滑雪技术中的一种基础滑降方式，也称为犁式制动滑降。滑雪者将两只雪板后部向外推出，呈内"八字"状，利用雪板内刃卡住雪面向下直线滑行。通过调整雪板"八字"角度的大小控制滑行速度，实现匀速或减速运动，特别适用于初级阶段的减速及停止（图6-11）。

2. **犁式制动**　在高山滑雪中，当滑雪者需要停止或减速时，会采用犁式制动技术。该技术同样基于犁式直滑降的姿势，通过加大雪板内刃对雪面的压力，增大与雪面的摩擦力，从而降低滑行速度，直至停止。犁式制动是一种非常有效的技术，不仅可用于减速和停止，还常用于控制滑行方向和转弯（图6-12）。

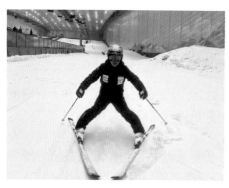

图6-11　犁式直滑降

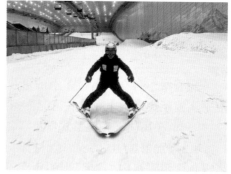

图6-12　犁式制动

（二）犁式直滑降与制动的技术要点

1. **犁式直滑降的技术要点**　犁式直滑降是高山滑雪中的基础技术之一。

（1）在滑行过程中，上身应保持滑行基本姿态，放松且稳定。

（2）双板呈内"八字"形状，均匀承重于雪面，这样可以有效控制滑行速度和方向。

（3）同时，要注意保持两板头之间大约有一拳的距离，这有助于维持身体的平衡和稳定。

（4）在滑行中，通过调整腿部力量和雪板角度，可以灵活地控制滑行速度和路线，享受滑雪的乐趣。

2. 犁式制动的技术要点　犁式制动是高山滑雪中必不可少的技术。

（1）当需要停止滑行时，上身应保持犁式直滑降的姿势，逐渐降低重心，同时保持板头不动。

（2）通过推开板尾，逐渐加大板尾宽度和立刃角度，增加与雪面的摩擦力，从而达到减速和停止的目的。

（3）在制动过程中，要保持身体的平衡和稳定，避免因为动作不规范而摔倒。通过熟练掌握犁式制动技术，滑雪者可以更加自信地应对各种滑行情况。

二、实践中的应用与练习技巧

1. 渐进式练习　开始时，在平缓的雪道上练习，以建立对犁式姿势的感觉和控制。当熟练后，逐步尝试在更陡峭的斜坡上应用。练习时，应始终关注滑雪板的角度调整和身体的姿态保持。

2. 速度控制练习　选择一段较长的直线下坡路段，从初步的犁式姿势开始，逐渐增大内"八字"形角度，观察并感受速度的变化。练习在不改变下坡路线的情况下，仅通过调整犁式角度来控制速度。

三、高级应用与环境适应性

随着基本的犁式直滑降和制动技术的掌握，滑雪者可以开始在更复杂的环境中应用这些技能。本部分将探讨如何在不同滑雪条件下进一步完善犁式技术，以及如何适应不同的滑雪环境。

1. 组合技术的运用　在掌握了基本的犁式制动后，可以尝试将其与其他技术（如平行滑降、高级转向技术）结合起来。这种组合能够在需要快速减速或进行复杂动作时提供更多的灵活性和控制力。

2. 不同雪质的适应性　犁式技术在不同的雪质条件下可能需要不同的调整。在粉雪中可能需要更大的内"八字"形角度和更加明显的重心后移来增加制动效果；而在硬雪或冰面上，应减小角度并保持更稳定的重心以避免滑雪板失控。应在变化的雪质中练习，以提高对不同雪面条件反应的灵活性和适应能力。

第七章　滑雪医生滑雪实用技术

滑雪医生在工作场景下需要从一个地点快速移动到伤员所在的位置点。这要求滑雪医生要具备比较好的高山滑雪实用技术以更好地应对复杂的救援场景。

第一节　犁　式　转　弯

犁式转弯是滑雪医生滑雪实用技术中一项基本且至关重要的技术,特别适合初学者学习,以便更好地控制速度和方向。在犁式直滑降的基础上,通过向一侧雪板移动重心或增大一侧雪板的立刃及加强腿部蹬转力,改变雪板迎角,从而实现左、右转弯(图 7-1)。这种技术的核心在于使滑雪板保持犁式板型来减速并引导转向。犁式转弯给人以相对平稳的感觉,身体各部分动作幅度很小,但能有效控制滑行方向和速度。此技术是高山滑雪初级转弯技术,对进一步学习、掌握其他转弯技术有重要意义。掌握犁式转弯对于提高滑雪技术和增强滑雪时的安全性有显著作用。

一、犁式转弯的技术要点

1. **基本姿势与重心分配**　保持犁式直滑降的基本姿势,上身放松,双腿微屈,膝关节稍内扣。在转弯前,通过调整身体重心,将重力向一侧雪板移动,为转弯做准备。

2. **雪板控制与立刃角度**　转弯时,主动板(外侧板)内刃刻住雪面,通过增大立刃角度,改变雪板与雪面的接触面,从而产生转向力。从动板(内侧板)跟随主动板转动,保持与主动板的协调配合,避免交叉或碰撞。

3. **腿部动作与力量分配**　转弯过程中,腿部动作起着关键作用。通过加强外侧腿的蹬转力,推动身体向转弯方向移动。同时,内侧腿要保持稳定,支撑身体重量,协助完成转弯动作。

4. **视线与滑行方向**　转弯过程中应始终保持视线看向滑行方向,同时确保身体基本面向山下。

二、常见问题与纠正方法

在学习犁式转弯的过程中,滑雪者可能会遇到一些常见问题,这些问题

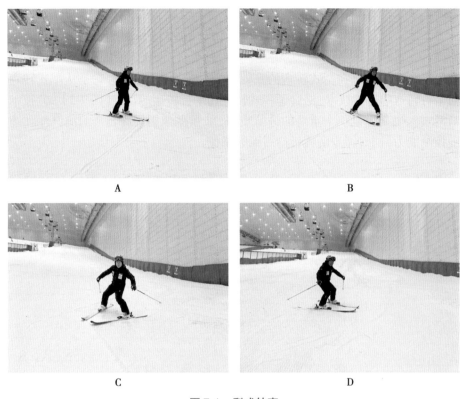

图 7-1　犁式转弯
A—准备；B—入弯；C—控制；D—结束

如果不加以纠正，可能会影响转弯技术的效果和安全性。以下是几个典型问题及其解决策略：

1. **转弯不足或过度**　如果发现转弯幅度不足，通常是因为重心转移不够，或是身体和滑雪板未能有效协调。在这种情况下，应加强重心侧向的转移，确保头部和肩部也明确地朝向预期的转向方向。对于转弯过度的问题，可能是因为重心转移过猛或转向角度过大。调整时，尝试减少重心转移的幅度，并控制滑雪板前端的闭合角度，保持动作的平稳和连贯。

2. **速度控制问题**　在执行犁式转弯时，如果速度过快或难以控制，可能是因为滑雪板前端的闭合不够，没有有效增加摩擦力以达到预期减速效果。增强前端闭合的幅度可以帮助减速。确保在转弯过程中滑雪板保持适当的内八字形，这样可以更好地控制速度并提高稳定性。

3. **失去平衡**　失去平衡通常是因为重心位置不正确或身体姿态不稳。在转弯时，注意保持身体重心低稳定，避免突然的大幅度移动。练习时，可以特别注意膝盖的弯曲和臀部的下沉，这有助于增加稳定性和平衡感。

第二节 半犁式转弯

半犁式转弯是在犁式转弯的基础上进一步发展的技术,它是从犁式转弯向平行转弯的过渡技术,结合了犁式转弯和平行转弯的特点(图7-2)。此技术对滑雪医生来说是一个重要的进阶步骤,能帮助他们提高转弯的流畅性和速度控制能力,同时减少滑雪板与雪面的摩擦。

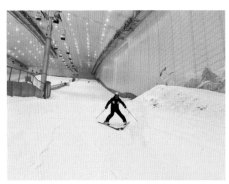 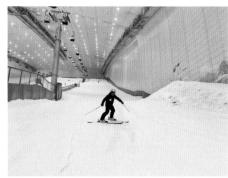

A B

C

图 7-2 半犁式转弯
A—入弯;B—控制;C—结束

一、半犁式转弯的技术要点

半犁式转弯在技术执行上,一只脚的滑雪板保持犁式角度,而另一只脚的滑雪板则更接近于平行的状态。这种转弯技术可以提供比犁式转弯更高的速度和更好的操控性,同时允许滑雪者在更复杂的雪道条件下维持稳定。

1. **基本姿势与重心转移** 在半犁式转弯中,滑雪者应保持上身放松,身体呈基本滑行姿势。转弯前,通过调整身体重心,将重力向转弯方向的山下侧雪板移动,为转弯做准备。

2. 雪板控制与立刃角度　转弯时,山下侧雪板(主动板)的内刃应实实地压在雪地表面,通过增大立刃角度和边缘控制,产生转向力。山上侧雪板(从动板)则跟随前侧雪板转动,同时保持一定的边缘接触,以维持滑行稳定性和平衡。

3. 腿部动作与力量分配　转弯过程中,山下侧腿应加大蹬转力,推动身体向转弯方向移动,同时保持腿部稳定,支撑身体重量。山上侧腿则要保持稳定,协助完成转弯动作,同时根据需要调整力量分配,以保持滑行速度和稳定性。

4. 视线与滑行方向　转弯前,滑雪者应提前注视转弯方向,保持头部稳定,以便准确判断滑行路线和转弯时机。在转弯过程中,要根据滑行速度和坡度情况,及时调整视线和滑行方向,确保在转弯过程中身体面向山下。

5. 身体倾斜与平衡调整　在半犁式转弯中,身体应向转弯方向适当反弓折叠,以保持平衡和稳定。要根据转弯半径和速度的变化,及时调整身体倾斜角度和重心位置,以维持最佳的滑行状态。

二、练习方法

为了熟练掌握从犁式转弯过渡到半犁式转弯的技巧,可以采取以下练习方法。

1. 静态练习　在平缓的坡道上,先尝试静止状态下调整滑雪板的角度和身体重心,练习从犁式到半犁式的转变。这有助于在没有速度的情况下感受身体的平衡点和力量的分配。

2. 缓坡练习　在较缓的斜坡上实践,先进行犁式转弯,逐渐在转弯过程中调整山上板,使其更平行于滑行方向。

3. 重复练习　每次尝试更快地从犁式过渡到半犁式,同时保持转弯的平稳和受控。

结语:通过这些步骤和练习方法,滑雪医生可以逐渐适应并完成从犁式转弯到半犁式转弯的过渡,提高自己的滑雪技术水平和自信心。

第三节　斜　滑　降

斜滑降是高山滑雪中的一项中级滑雪技术,它是指滑雪者沿着山坡的斜线方向进行的滑降(图7-3)。主要用在陡峭坡面上,以控制速度和方向。这项技术对于滑雪医生来说至关重要,因为它可以在复杂的坡面条件下提供更好的控制和安全性。同时,斜滑降也是进阶平行转弯的过渡技术之一。

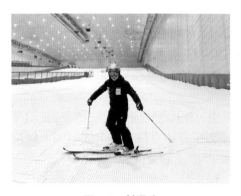

图 7-3　斜滑降

一、斜滑降的技术要点

1. 选择合适的斜滑降路线　在进行斜滑降之前,滑雪者需要先观察山坡的坡度、雪质和障碍物等情况,选择一条安全、合适的斜滑降路线。避免选择过于陡峭或布满障碍物的路线,以免发生危险。

2. 保持正确的身体姿势　斜滑降时,滑雪者应保持上身放松,双腿微屈,双脚与肩同宽,脚尖指向斜下方。双手握滑雪杖,放在身体两侧或前方,以保持平衡和稳定。

3. 控制滑行速度和方向　斜滑降过程中,滑雪者需要通过调整身体重心和雪板角度来控制滑行速度和方向。如果需要减速或停止,可以采用犁式制动或平行制动等技术。

4. 保持视线和空间的感知　滑雪者在斜滑降过程中,应始终保持对前方视线和周围空间的清晰感知,出发前要先朝山上观察,确认安全后再出发。注意观察前方地形和障碍物,及时调整滑行路线和速度,避免发生碰撞或摔倒。

5. 灵活调整身体姿势和雪板角度　根据山坡的坡度和雪质变化,滑雪者需要灵活调整身体姿势和雪板角度。在陡峭的山坡上,可以适当增大身体前倾角度和雪板立刃角度,以提高稳定性和控制力。

二、斜滑降技术的应用

斜滑降技术在不同的雪质和坡度上的应用会有所不同。理解这些差异对于高级滑雪者来说至关重要,这能帮助他们更有效地适应各种滑雪环境。

(一)斜滑降在不同雪质条件下的应用

1. 粉雪中的斜滑降　粉雪提供了更多的缓冲,但也可能导致滑雪板下沉。在粉雪中进行斜滑降时,滑雪者需要使用更大的滑雪板角度来增加表面阻力,以控制速度。轻松的滑行姿态和保持速度的稳定一致是关键,避免因不均匀的雪质而导致的失控。

2. 硬雪或冰面上的斜滑降　在硬雪或冰面上,滑雪板的边缘抓地力变得尤为重要。滑雪者需要准确地使用滑雪板边缘来维持控制,同时保持身体稳定以防止滑动。应进行适当的角度调整和正确运用滑雪杖以增加稳定性和支撑。

(二)斜滑降在不同坡度的应用

1. 缓坡　在缓坡上,斜滑降相对容易执行,因为速度控制更为容易。滑雪者可以练习精确的滑雪板控制技术和平滑的转向技术。此时可以适当减少滑雪板与雪面的夹角,以提供更流畅的滑行体验。

2. **陡坡** 在陡坡上,斜滑降要求滑雪者有更高的技术控制能力。速度控制成为首要任务,因为速度的增加会显著提高滑行的风险。使用更加倾斜的滑雪板角度和更为紧凑的身体姿态来增加阻力,确保安全地降低速度和调整方向。在实际应用中,滑雪医生应根据当天的雪质和坡度情况来调整自己的斜滑降技术。

第四节 平 行 转 弯

平行转弯是高级滑雪技术中的一项核心技能,要求滑雪者能够熟练掌握平行滑行和转弯动作,允许滑雪者在保持滑雪板平行的同时快速和流畅地改变方向(图7-4)。这种技术的掌握不仅提升了滑雪的效率,也大大增强了滑雪医生在复杂地形救援中滑行的安全性。

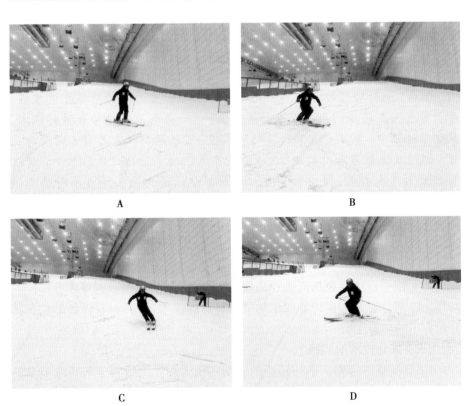

图7-4 平行转弯
A—准备;B—入弯;C—控制;D—出弯

一、平行转弯的技术要点

1. **保持平行滑行姿势** 在进入转弯之前,滑雪者应保持平行滑行的姿势,即双脚平行,滑雪板与肩同宽,身体重心均匀分布在两腿之间。上身放松,双膝微屈,视线注视前方,准备进入转弯。

2. **提前准备转弯** 在接近转弯点时,滑雪者需要提前调整身体姿势和滑雪板角度,为转弯做准备。通过调整重心和腿部力量,使身体向转弯方向倾斜,同时增大转弯侧滑雪板的立刃角度。

3. **控制转弯半径和速度** 在转弯过程中,滑雪者需要通过调整身体重心、腿部力量和滑雪板角度来控制转弯半径和速度。转弯时,要保持身体平衡,避免过度倾斜或晃动,以免影响转弯的稳定性和速度控制。

4. **视线与滑行方向一致** 转弯时,滑雪者的视线应始终与滑行方向一致,身体始终朝向山下。通过调整视线,可以帮助身体更好地适应转弯动作,保持平稳的滑行状态。

5. **腿部动作协调配合** 在平行转弯中,腿部动作起着关键作用。转弯时,要加强转弯侧腿部的蹬转力度,推动身体向转弯方向移动。

另一侧腿部要保持稳定,支撑身体重量,协助完成转弯动作。两腿之间要协调配合,保持平衡和稳定。

结语: 平行转弯技术需要一定的滑雪基础和长时间的练习才能掌握。滑雪医生应在教练的指导下进行练习,并逐渐熟悉基本姿势和滑行技术。在练习过程中,要注重细节和技巧的掌握,不断调整和完善自己的滑行动作。通过反复练习和总结经验,逐渐提高自己的平行转弯技术水平。通过掌握以上技术要点,滑雪医生可以更加熟练地运用高山滑雪平行转弯技术,在滑雪过程中更加自如地控制滑行方向和速度,以有效提高自己的工作能力。

二、平行转弯的细化技术和身体协调

为了使平行转弯更加流畅和高效,滑雪者需要精确地协调身体各部位的动作。本部分将详细探讨如何细化平行转弯的技术,并强调身体各部位在转弯过程中的协调作用。

(一)细化技术的实践

1. **节奏感的培养** 平行转弯的成功在很大程度上依赖于对转弯节奏的掌握。滑雪者应练习在不同速度下保持转弯的节奏一致性,这可以通过在设置的旗门或自然地标之间进行练习来实现。逐步提高速度和转弯的紧密度,以适应更快速和更复杂的滑行条件。

2. 实时调整的能力　高级滑雪者应能够根据实际滑行的感觉和山坡的变化，实时调整身体姿态和转弯技术。这种调整能力需要大量的实践和经验积累。在练习过程中应关注滑雪板与雪面的接触感觉，及时调整转弯力度和角度，以应对不同的雪质和坡度。

（二）身体协调的重要性

1. 上身稳定　在进行平行转弯时，上身应保持相对稳定，避免过多的前后或左右摆动，这有助于提高转弯的稳定性和效率。身体的中心应略微向下坡方向倾斜，同时保持肩部平行于山坡，这样有助于正确引导转弯的方向。

2. 腿部动作的协调　转弯时腿部动作是关键，需要精确地控制外脚的压力增加和内脚的压力释放。这种压力的变化应该是连续且平滑的，以维持转弯过程中的流畅性。膝关节的屈伸动作应与转弯的节奏同步，以保持有效的边缘控制和提高滑行的动态平衡。

结语：通过这些细化技术和身体协调的练习，滑雪医生可以显著提高其平行转弯的技术水平，使其更适应高速和复杂的滑雪环境。

第五节　平行制动

平行制动是一项高级滑雪技术，用于在高速滑行中快速安全地停止（图 7-5）。这种技术对于在技巧类场地中工作的滑雪医生尤为重要，特别是在需要紧急制动以避免障碍或危险情况时。掌握平行制动可以显著提高滑雪的安全性和滑雪者的自信心。同时，平行制动还是进阶点杖小弯的过渡技术之一。

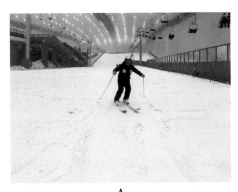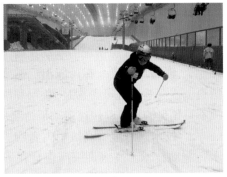

A　　　　　　　　　　　　　　　　B

图 7-5　平行制动
A—旋转；B—下压

一、平行制动的技术要点

1. **起始姿势** 平行制动的起始姿势要求滑雪者保持双脚平行，身体略微前倾，以保持重心低和稳定。这有助于在执行制动时维持身体控制。膝盖应适度弯曲，为即将执行的动作提供灵活支持。

2. **制动的启动** 平行制动的关键在于利用滑雪板的板刃来迅速减速。滑雪者需要快速、平滑地从滑行状态过渡到稍微加大滑雪板与雪面的摩擦力的状态，以控制速度。滑行中滑雪板应保持平行，通过增加滑雪板板刃对雪面的压力来实现制动。

3. **速度控制** 在高速下进行平行制动时，滑雪者必须精确控制滑雪板板刃的压力，以防止失控或滑出预定路线。制动力的调整应根据滑行速度和即将遇到的地形或障碍进行灵活控制。

二、高速下的平行制动实施策略

滑雪医生在高速滑雪情况下，有效地实施平行制动是确保安全的关键。本部分将探讨在高速下如何正确执行平行制动，以及如何在紧急情况下调整制动策略。

（一）有效实施平行制动技术

1. **增强板刃控制** 在高速滑行时，滑雪医生需要更加精确地控制滑雪板板刃的压力。这通常意味着在制动时要更有力地下压滑雪板板刃，以增加与雪面的摩擦，从而迅速减速。制动动作应始于滑雪板的前端，并逐渐扩展至整个板刃，确保制动力均匀分布，避免因局部压力过大导致摔倒。

2. **平滑过渡** 在从高速滑行到完全停止的过程中，平滑的动作转换至关重要。滑雪者应通过逐步加大滑雪板与雪面的接触角度来平滑减速，而不是突然变换，以防止失控。身体的重心应适时后移，以适应减速过程中动态的变化，确保稳定和受控。

（二）应对紧急情况的制动策略

1. **预判与反应** 在可能出现需要紧急制动的滑雪环境中，如在拥挤的滑雪道上或突然出现障碍物时，预判和快速反应至关重要。滑雪者应练习在复杂或不可预见的环境中快速启动平行制动，以此来提高在紧急情况下的安全性。

2. **技术熟练度** 高级滑雪者应通过不断练习，在各种速度和条件下掌握平行制动技术。高级训练应包括在不同坡度和雪质条件下的制动练习，以适应各种潜在的紧急情况。

结语： 通过掌握这些高速下的平行制动技术和策略，滑雪医生可以在需要时快速而安全地停止，以有效避免事故。

第六节 点 杖 小 弯

点杖小弯是一种滑雪医生在救援场景下经常使用的高级滑雪技术，主要通过使用滑雪杖来辅助转弯，提高转弯的速度和精准度（图7-6）。这项技术有利于滑雪医生在救援环境下通过狭窄的雪道或赛道上狭窄的路段。

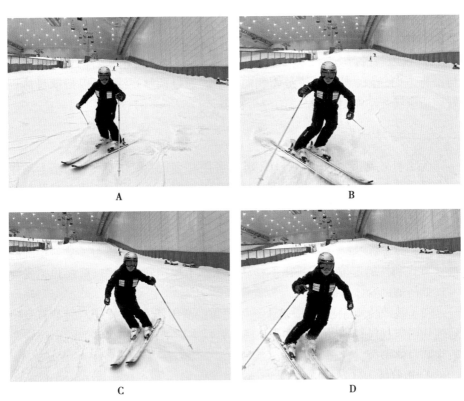

图 7-6 点杖小弯
A—交换阶段；B—入弯阶段；C—控制阶段；D—出弯阶段

一、点杖小弯的技术要点

1. **保持基本滑行姿势** 在执行点杖小弯之前，滑雪者应保持基本的滑行姿势，上身放松，双腿微屈，双脚平行，身体重心均匀分布在两腿之间。视线注视前方，保持头部稳定，为接下来的动作做好准备。

2. **准确使用滑雪杖** 点杖小弯的关键在于准确使用滑雪杖。滑雪者应将滑雪杖握在手中，杖尖指向滑行方向的前方。在需要转弯或调整方向时，轻轻用滑雪杖的杖尖点触雪面,通过杖尖与雪面的相互作用引导身体向预期方向转动。

3. 腿部动作协调配合　在点杖的同时,腿部动作也要协调配合。转弯时,要加强转弯侧腿部的力量输出,特别是内侧腿部的蹬转力量,以推动身体向转弯方向移动。外侧腿部则要保持稳定,支撑身体重心,协助完成转弯动作。两腿之间要形成合力,确保转弯的流畅性和稳定性。

4. 控制转弯半径和速度　点杖小弯的转弯半径通常较小,滑雪者需要通过调整身体重心、腿部力量和滑雪杖的使用来控制转弯半径和速度。转弯时,要保持身体平衡,避免过度倾斜或晃动,以免影响转弯的稳定性和速度控制。

5. 视线与滑行方向一致　在执行点杖小弯过程中,滑雪者的视线应始终与滑行方向一致,严格保持身体朝向山下。通过调整视线,可以帮助身体更好地适应转弯动作,保持平稳的滑行状态。

二、练习方法

为了有效掌握点杖小弯技术,滑雪者需要进行系统的训练,从基本动作的熟悉逐步提升到高级技能的完善。以下是一系列练习方法,旨在帮助滑雪者逐步提高他们的技术水平。

1. 基础练习

(1)静态练习:开始时,可以在平坦的雪地上进行静态练习。学习正确的握杖方式和杖的定位。练习在不移动的状态下模拟转弯动作,观察并感受滑雪杖如何辅助身体平衡。

(2)基础转弯练习:在缓坡上练习简单的滑雪转弯,每次转弯时都有意识地使用滑雪杖进行辅助。应注意观察滑雪杖点地的位置和力度如何影响转弯效果和身体平衡。

2. 进阶练习

(1)连续转弯:当基础动作掌握后,开始在稍陡的斜坡上练习连续转弯。重点是练习滑雪杖的连续使用,每次转弯都要准确地进行点杖操作,以增加转弯的速度和精确性。

(2)速度控制:在较陡的斜坡上练习使用滑雪杖进行速度控制。通过调整点杖的力度和频率,学习如何在保持快速滑行的同时利用滑雪杖有效控制下滑速度。

结语:点杖小弯是一项高级滑雪技术,它要求滑雪医生在使用滑雪杖时显示出极高的技术熟练度和身体协调性。通过系统的训练和实际应用,滑雪医生可以在各种滑雪救援活动中有效地使用这一技术,提升自己的滑雪水平和救援能力。

第七节 轴转横滑降

轴转横滑降是滑雪医生执行救援任务过程中的一项高级滑雪技术,结合了滑降、转弯和轴转动作,涉及滑雪者在横向滑行和转弯时的复杂身体协调和节奏控制,要求滑雪者具备较高的技术水平和平衡能力(图7-7)。这种技术特别适合在陡峭坡面上进行快速方向变换,对于提高滑雪技巧和增强滑行效果具有重要作用。轴转横滑降的技术要点如下:

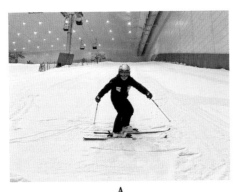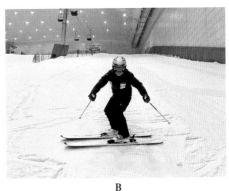

A   B

图 7-7 轴转横滑降
A—左侧;B—右侧

1. **保持正确的基本姿势** 在进入轴转横滑降之前,滑雪者应保持正确的基本姿势,上身放松,双腿微屈,双脚平行,身体重心在山下侧腿。视线注视前方,保持头部稳定,为接下来的动作做好准备。

2. **准确控制滑行速度** 轴转横滑降需要滑雪者能够准确控制滑行速度,以便在转弯和轴转过程中保持平衡和稳定。可以通过调整身体重心和滑雪板角度来控制滑行速度,确保在转弯和轴转时不会因速度过快而失去控制。

3. **流畅执行转弯动作** 在轴转横滑降中,转弯动作是关键。滑雪者需要在滑行过程中准确判断转弯点,提前调整身体姿势和滑雪板角度。转弯时,要加强转弯侧腿部的蹬转力量,推动身体向转弯方向移动,同时保持身体平衡。

4. **准确掌握轴转技巧** 轴转是轴转横滑降中的另一个重要动作。滑雪者需要在转弯过程中准确掌握轴转技巧,通过调整身体重心和腿部力量,使身体围绕垂直轴旋转。轴转时,要保持身体平衡和稳定,避免因动作不规范而摔倒或失去控制。

5. **保持视线与滑行方向一致** 在轴转横滑降过程中，滑雪者的视线应始终与滑行方向一致，注视前方。通过保持稳定的视线，可以帮助身体更好地适应转弯和轴转动作，从而保持平稳的滑行状态。

结语：掌握以上技术要点后，滑雪医生将能够更加熟练地运用轴转横滑降技术，在高山滑雪救援任务中能够适应更加多样化的场地条件。

附录 滑雪医生常用救援英语 100 句

1. 需要帮助吗？ -Do you need help?

2. 我是滑雪救援医师。 -I am a ski rescue doctor.

3. 你能听到我说话吗？ -Can you hear me?

4. 拨打急救电话！ -Call the emergency number!

5. 请保持冷静。 -Please stay calm.

6. 你的队医正在赶来的路上。 -Your team doctor is on his way here.

7. 告诉我发生了什么。 -Tell me what happened.

8. 请尽量保持平静呼吸。 -Please try to breathe calmly.

9. 你有过敏史吗？ -Do you have any allergies?

10. 你正在服用什么药物？ -What medications are you taking?

11. 你感到头晕目眩吗？ -Are you feeling faint or lightheaded?

12. 你感到胸痛吗？ -Do you feel chest pain?

13. 你呼吸困难吗？ -Are you having trouble breathing?

14. 你有恶心或者呕吐的感觉吗？ -Are you feeling nauseous and vomiting?

15. 你的意识清醒吗？ -Are you conscious?

16. 你能听得懂我说的话吗？ -Can you understand what I'm saying?

17. 你能说出我手势的数字吗？ -Can you tell me the number of my gesture?

18. 你知道自己在哪里吗？ -Do you know where you are?

19. 你有哪里不舒服？ -How about your felling?

20. 你能吞咽吗？ -Are you able to swallow?

21. 你感到口渴吗？ -Do you feel thirsty?

22. 感觉身体冷吗？ -Do you feel cold?

23. 请试着活动下你的手指。 -Please try to move your fingers.

24. 请试着活动下你的足趾。 -Please try to move your toes.

25. 你的胳膊和腿能动吗？ -Can you move your arms and legs?

26. 你的手腕还能背伸吗？ -Can you still extend your wrists?

27. 你能伸肘吗？ -Can you stretch your elbow?

28. 你能感觉到自己的双腿吗？ -Can you feel your legs?

29. 你感觉膝盖内有弹响吗？-Do you feel a snap in your knee?

30. 你的腹部有疼痛感吗？-Are you experiencing any pain in your abdomen?

31. 你现在感觉好些了吗？-Are you feeling better now?

32. 你的脉搏很微弱。-Your pulse is very weak.

33. 请把伤口给我看一下。-Please show me the wound.

34. 我觉得你可能骨折了。-I think you may have a fracture.

35. 别动，我帮你固定伤口。-Don't move. I'll help you stabilize the wound.

36. 我要对伤口进行加压。-I'm going to apply pressure to the wound.

37. 我需要检查你的血压。-I need to check your blood pressure.

38. 请告诉我你的血型。-Please tell me your blood type.

39. 我需要给你止血。-I need to stop the bleeding.

40. 我们正在等待救护车。-We are waiting for the ambulance.

41. 请不要睡觉，保持清醒。-Please don't fall asleep. Stay awake.

42. 我觉得你可能中风了。-I think you may have had a stroke.

43. 我需要给你补充糖分。-I need to give you sugar.

44. 当我碰这里时，有疼痛感吗？-Does anything hurt when I touch here?

45. 你可能有内脏损伤。-You may have internal injuries.

46. 不要试图站起来，你可能会进一步伤害自己。-Don't try to stand up, or you could hurt yourself further.

47. 我要抬高你的腿以减少肿胀。-I'm going to elevate your legs to reduce swelling.

48. 我们需要给你保暖，这是条毯子。-We need to keep you warm. Here's a blanket.

49. 急救人员就快到了。-The paramedics are almost here.

50. 我要给你吸氧以帮助你呼吸。-I'm going to give you oxygen to help you breathe.

51. 你暂时还不能喝水。-You can't drink water for a while.

52. 我们需要把你移到这个担架上。-We're going to move you onto this stretcher.

53. 你能感觉到吗？我在检查你的反射。-Can you feel it? I'm checking your reflexes.

54. 我要用冰袋来消肿。-I'm going to apply an ice pack to reduce the swelling.

55. 你能告诉我疼痛是剧烈的还是钝性的吗？-Can you tell me if the pain is sharp or dull?

56. 我给你拿点止痛药。-I'll give you some painkillers.

57. 你的生命体征稳定，这是个好兆头。-Your vital signs are stable. That's a good sign.

58. 呼叫滑雪救援队。-Call the ski rescue team.

59. 医生需要在医院对你进行进一步检查。-The doctor will need to examine you further at the hospital.

60. 在我们到达医院之前，尽量保持清醒。-Try to stay awake until we get to the hospital.

61. 我要给你注射一针以缓解疼痛。-I'm going to give you an injection to help with the pain.

62. 救护车到了，他们会轻轻地把你抬进去。-The ambulance is here. They're going to lift you in gently.

63. 立即进行除颤。-Defibrillate immediately.

64. 伤者可能需要紧急手术。-The injured person may need emergency surgery.

65. 请不要移动伤者。-Please do not move the injured person.

66. 伤者有已知的健康问题吗？-Does the injured person have any known health problems?

67. 最近的医院在哪里？-Where is the nearest hospital?

68. 我们需要尽快把他送到医院。-We need to take him to the hospital as soon as possible.

69. 请保持伤者的体温。-Please keep the injured person warm.

70. 你已经做得很好了，救援人员很快就到。-You've done a good job. Help is on the way.

71. 可能是骨折，不要移动那个部位。-It could be a fracture. Don't move that part.

72. 伤者正在流血，需要止血。-The injured person is bleeding. We need to stop the bleeding.

73. 拿开那些可能阻碍呼吸的东西。-Remove anything that might obstruct breathing.

74. 伤者可能需要输血。-The injured person may need a blood transfusion.

75. 请保持冷静，我们正在尽力帮助你。-Please stay calm. We are doing our best to help you.

76. 我们需要查看下你的伤口。-We need to look at your wounds.

77. 这个伤口有多深？-How deep is this wound?

78. 伤口里有异物吗？-Is there any foreign object in the wound?

79. 伤口周围红肿了吗？-Is there any redness or swelling around the wound?

80. 我需要用消毒液清洗伤口。-I need to clean the wound with antiseptic.

81. 请按住伤口周围的皮肤，我要取出异物。-Please hold the skin around the wound while I remove the foreign object.

82. 请不要移动受伤的部位。-Please do not move the injured area.

83. 我需要找到一个固定物来支撑受伤部位。-I need to find something to immobilize the injured area.

84. 我会用夹板固定你的骨头。-I will use a splint to immobilize your bone.

85. 请尽量保持安静，不要移动。-Please try to stay calm and do not move.

86. 我会一直陪在你身边，直到救援人员到达。-I will stay with you until help arrives.

87. 请尽量保持伤者的体温和舒适。-Please try to keep the injured person warm and comfortable.

88. 如果有任何变化，请立即告诉我。-If there are any changes, please tell me immediately.

89. 我们已经做了所有能做的，现在只能等待救援。-We have done all we can. Now we have to wait for help.

90. 将伤员挪至安全的雪道。-Move the injured person to a safe piste.

91. 请协助我开放人工气道。-Please help me open the artificial airway.

92. 我们需要直升机支援。-We need helicopter support.

93. 你的肋骨可能骨折了，不要乱动，会导致气胸。-Your ribs may be broken. Don't move. It will cause pneumothorax.

94. 请协助我封闭胸腔创口。-Please help me close the chest.

95. 我们将送你到附近医院做磁共振检查。-We will send you to a nearby hospital for an MRI.

96. 我需要监测患者血氧饱和度。-I need to monitor the oxygen saturation.

97. 我需要保存好你的断肢。-I need to preserve your severed limb.

98. 不要情绪激动，保持平稳呼吸。-Don't get emotional. Keep your breath steady.

99. 我需要给你注射镇静剂。-I need to sedate you.

100. 我需要手法复位你的骨折处。-I need a manual reduction of your fracture.